Barbara Simonsohn

HEILSAME KÜCHENKRÄUTER

10 KRÄUTER FÜR KÖRPER UND SEELE

Kompakt-Ratgeber

Haben Sie Fragen an den Verlag?
Anregungen zum Buch?
Erfahrungen, die Sie mit anderen teilen möchten?

Besuchen Sie unsere sozialen Netzwerke:
www.mankau-verlag.de/forum

mankau

Impressum

Bibliografische Information der Deutschen Nationalbibliothek
Die Deutsche Nationalbibliothek verzeichnet diese Publikation in der Deutschen Nationalbibliografie; detaillierte bibliografische Daten sind im Internet über http://dnb.d-nb.de abrufbar.

Barbara Simonsohn
Heilsame Küchenkräuter
10 Kräuter für Körper und Seele
Kompakt-Ratgeber
ISBN 978-3-86374-758-9
1. Auflage Februar 2025

Mankau Verlag GmbH
Pfarrgasse 1, D-82497 Unterammergau
kontakt@mankau-verlag.de
Im Netz: www.mankau-verlag.de
Soziale Netzwerke: www.mankau-verlag.de/forum

Lektorat: Redaktionsbüro Julia Feldbaum, Augsburg
Endkorrektorat: Susanne Langer-Joffroy M. A., Germering
Cover/Umschlag: Guter Punkt GmbH & Co. KG, München
Layout: X-Design, München
Satz und Gestaltung: lydiakuehn.de, Aix-en-Provence, Frankreich

Bildnachweis:
© **stock.adobe.com** peterzayda: 4, 8–9; Steidi: 4, 5, 30–31; Юлия Усикова: 5, 25, 130–131; Lakshan LG: 10; Marek Gottschalk: 19; shintartanya: 21; vvoe: 22; chamillew: 27, 57; Andrey Popov: 28; IrisArt: 32; Ruckszio: 35, 52, 110, 145; Daniela Baumann: 41; patarapong: 43; New Africa: 51; PRILL Mediendesign: 59; rachid amrous: 60, 71; Madeleine Steinbach: 69; yaroshenko: 79; pilipphoto: 86; Claudio Divizia: 89; Tunatura: 98; kab-vision: 108, 119; Jean-Marie Polese: 120; marilyn barbone: 127; marcoemilio: 135; spline_x: 139
© **Pandalis.de – Foto Heller** 133

Druck: Westermann Druck Zwickau GmbH, Zwickau/Sachsen

FSC www.fsc.org MIX Papier aus verantwortungsvollen Quellen FSC® C110508

Hinweis für die Leser:
Die Autorin hat bei der Erstellung dieses Buches Informationen und Ratschläge mit Sorgfalt recherchiert und geprüft, dennoch erfolgen alle Angaben ohne Gewähr. Verlag und Autorin können keinerlei Haftung für etwaige Schäden oder Nachteile übernehmen, die sich aus der praktischen Umsetzung der in diesem Buch vorgestellten Anwendungen ergeben. Bitte respektieren Sie die Grenzen der Selbstbehandlung, und suchen Sie bei Erkrankungen einen erfahrenen Arzt oder Heilpraktiker auf.

Vorwort

Küchenkräuter liegen im Trend. Sie geben den Gerichten das gewisse Etwas und einen Frischekick zur rechten Zeit. In modernen Gerichten fehlen sie selten, und wer kennt sie nicht, die Rezepte, die vor lauter Grün nur so strahlen: Bärlauch-, Petersilien- oder Basilikum-Pesto, die Frankfurter Grüne Soße oder vielseitige Salate mit bunten Kräutern. Dass in ihnen ungeahnte Heilkräfte stecken, die dem menschlichen Organismus sowie dem seelischen Wohlbefinden Gutes tun, davon handelt dieses Buch.

Tauchen Sie ein in die Welt der grünen Alleskönner, und lassen Sie sich überraschen, welche ungeahnten Möglichkeiten Kräuter auf den Tisch bringen.

Ihre Barbara Simonsohn

Inhalt

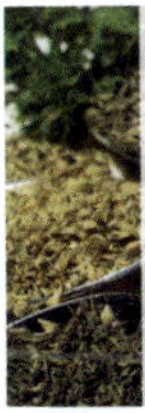

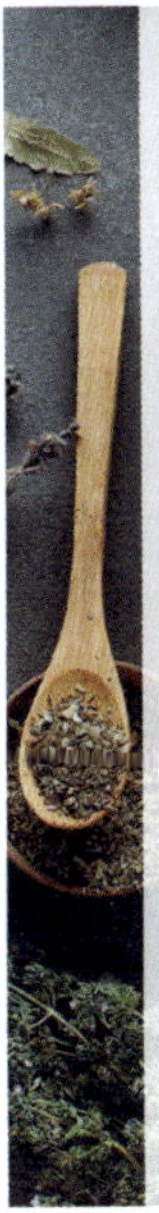

Einleitung

Die meisten Menschen betrachten Küchenkräuter als schmackhafte Gewürze, die den Geschmack von Speisen aufpeppen. Sie können aber so viel mehr: unsere Gesundheit erhalten, sie deutlich verbessern, Krankheiten vorbeugen und sie sogar lindern. Kräuter versorgen uns mit wichtigen Vitalstoffen und stärken den »inneren Arzt«, wie Paracelsus (um 1493–1541) sagen würde. Einige von ihnen haben es schon zur »Heilpflanze des Jahres« gebracht, so der Echte Salbei im Jahr 2023.
Die Studienlage ist im positiven Sinne erdrückend.
Es gibt nicht nur das Wissen aus der Volksmedizin, sondern mittlerweile jede Menge wissenschaftliche Erkenntnisse, *dass* und *wie* bestimmte Küchenkräuter auf Körper und Seele des Menschen wirken. Bei der Inhaltsanalyse erinnern wir uns daran, dass das Ganze mehr ist als die Summe der Teile und viele gesundheitsfördernde Inhaltsstoffe synergetisch, sich gegenseitig unterstützend, arbeiten.
Ich habe mich in diesem Büchlein auf zehn Küchenkräuter beschränkt und hoffe, Ihr Lieblingskraut ist mit dabei. In meine Top-Ten-Liste habe ich nur Pflanzen aufgenommen, deren Wirkungen gut belegt sind. »Gegen jede Krankheit ist ein Kraut gewachsen«, stellte der Naturkundler Sebastian Kneipp (1821–1897) schon im 19. Jahrhundert fest. Viele Küchenkräuter sind wahre Tausendsassas, was ihr Wirkspektrum betrifft.

Wussten Sie zum Beispiel, dass Thymian bei Menstruationsbeschwerden hilft und Salbei bei Lippenherpes?

Haben es einige Ihrer Lieblings-Küchenkräuter nicht in meine Top-Ten-Liste geschafft? Wie steht es mit Basilikum, Dill, Anis, Kresse oder Fenchel? Ich bin nicht nach dem Geschmack gegangen – ich liebe Dill und Basilikum –, aber die wissenschaftlichen Belege gaben für diese Pflanzen einfach nicht genug her. Sie enthalten weniger konzentrierte Vital- und Heilstoffe als meine Favoriten und sind daher medizinisch weniger wirksam.

Lange Zeit waren die Küchenkräuter nur als Heilpflanzen bekannt. Dann haben Köche sie für sich entdeckt, und ihre Wirkungen als Naturmedizin für Prophylaxe und Therapie gerieten in Vergessenheit.
Möge mein Buch einen Beitrag dazu leisten, die Heilkraft unserer Küchenkräuter wieder mehr zu schätzen. Küchenkräuter sind ursprüngliche Pflanzen und wurden kaum züchterisch bearbeitet. Sie enthalten zudem, laut Fritz-Albert Popp und Marco Bischof, besonders wertvolle Lichtinformationen und damit positive Botschaften für Leib und Seele.[1] Im Gegensatz zu züchterisch normierten Nahrungspflanzen schenken sie uns neben Gesundheit auch Ordnungskraft, Vitalität und Lebensfreude. Was könnte uns in der heutigen Zeit mehr zugutekommen?

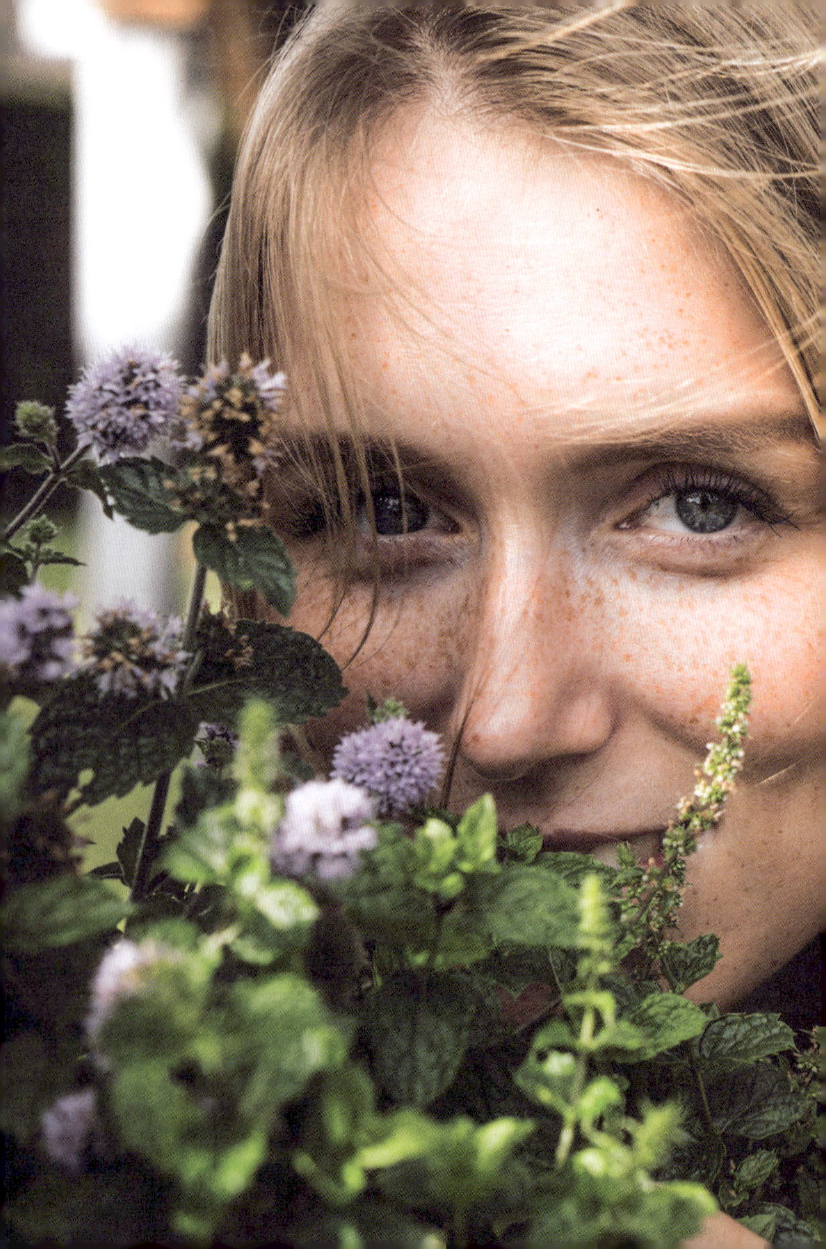

Alleskönner für Geschmack und Gesundheit

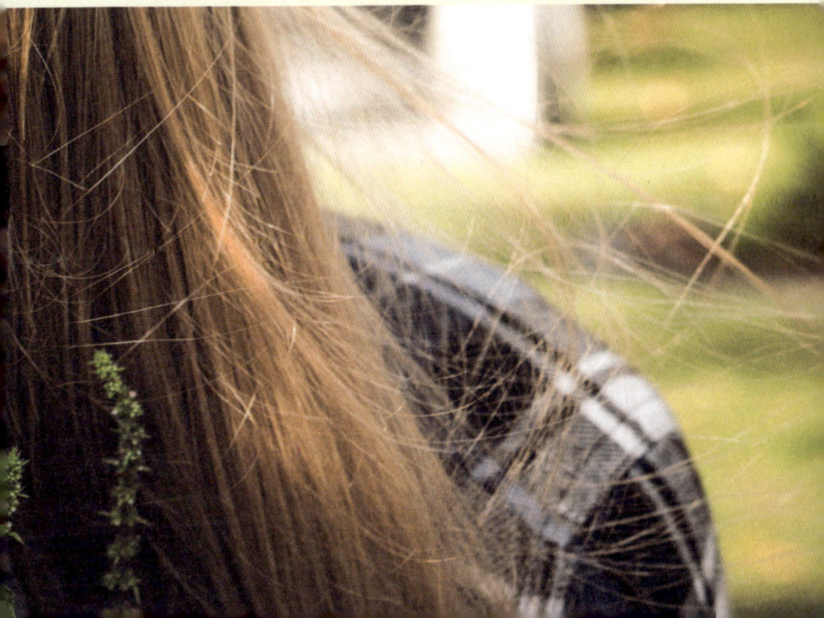

Küchenkräuter – was zählt dazu?

Zu der Liste von Küchenkräutern und Gewürzpflanzen werden Kulturpflanzen und Wildpflanzen gezählt, die wegen ihres Aromas in der Küche oder in der Nahrungsmittelindustrie weltweit als Gewürze eingesetzt werden. Ihre Blätter, Stängel oder Blüten werden für kulinarische Zwecke verwendet und verleihen Gerichten Geschmack, Aroma und Farbe. Daher erfreuen sie sich seit jeher großer Beliebtheit. Küchenkräuter werden frisch oder getrocknet genutzt und sind auch als Gewürzmischung eine beliebte Zutat zu vielen Gerichten.

INFO

WAS IST BESSER? FRISCH ODER GETROCKNET?

Frisch verwendet sind alle Inhaltsstoffe wie Vitamine und Enzyme voll erhalten und aktiv. Einige gesundheitlich wertvolle wie Polyphenole werden aber erst durch Hitze optimal verfügbar. Mineralstoffen und Spurenelementen machen weder Trocknung noch Erhitzen etwas aus. Ich finde daher, es geht nicht um Entweder-oder, sondern um Sowohl-als-auch.

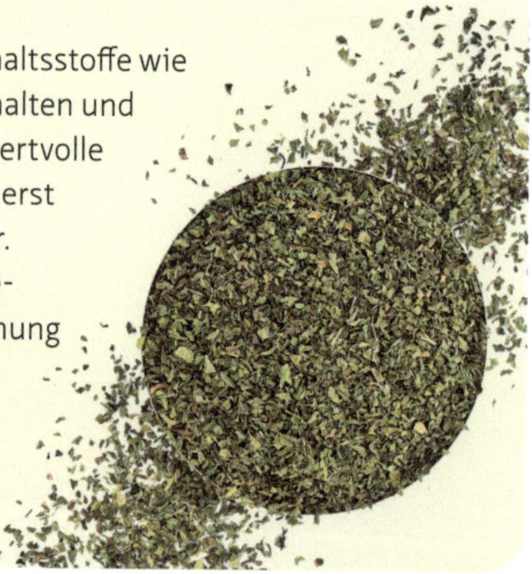

Ich habe mich auf Grünpflanzen beschränkt und darunter eine Auswahl nach ihren gesundheitlich bedeutsamen Inhaltsstoffen und Heilwirkungen getroffen, belegt durch wissenschaftliche Studien. Durch die Verwendung von vorzugsweise frischen Küchenkräutern können Sie nicht nur den Geschmack von Gerichten verbessern, sondern auch von einer Vielzahl ihrer gesundheitlichen Vorzüge profitieren. Viele wirken entzündungshemmend, nervenstärkend, verdauungsfördernd, antioxidativ, antibakteriell sowie antiviral und stärken das Immunsystem.

Was haben alle vorgestellten Küchenkräuter gemeinsam?

Sie sind grün, enthalten also eine Menge **Chlorophyll**. Chlorophyll wird auch »Pflanzenblut« genannt. Es versorgt den menschlichen Organismus mit Sauerstoff, wirkt antibakteriell und positiv auf die Zellatmung. Außerdem unterstützt der grüne Pflanzenfarbstoff den Körper dabei, Kalzium in die Knochen einzubauen; er regeneriert eine nicht alkoholische Fettleber, bremst Entzündungen aus, entgiftet Schwermetalle (indem sie chelatiert oder gebunden und zur Ausscheidung gebracht werden) und regeneriert die Darmflora.
Was als roter Faden durch alle wissenschaftliche Studien zu Küchen- und Heilkräutern zu beobachten ist: Die Forscher sprechen von synergetischen Effekten der Extrakte

aus der ganzen Pflanze. Das heißt, das Ganze ist mehr als die Summe seiner Teile. Inhaltsstoffe von Heilpflanzen unterstützen sich in ihrer Wirkung. Und noch ein Aspekt: Wir sind genetisch seit Jahrhunderten bestens auf sie angepasst. Der Körper »kennt« sie – im Gegensatz zu synthetischen Mitteln aus dem Labor – und kann sie dechiffrieren und optimal nutzen.

Vitamine

Alle Kräuter enthalten **Betacarotin** und die pflanzlichen **Vitamine A, C** und **K**. Betacarotin wandelt der Körper nach Bedarf in Vitamin A um, eine Überdosierung ist also nicht möglich. Vitamin A ist nicht nur gut für die Augen, sondern sorgt für ein starkes Immunsystem und unterstützt den Zellstoffwechsel. Betacarotin ist außerdem ein kraftvolles Antioxidans und wird begleitend in der Krebstherapie eingesetzt. Vitamin C stärkt das Immunsystem, schützt Vitamin E vor der Oxidation, recycelt es und sorgt für gesunde Haut, Haare und Zähne. Vitamin K ist wichtig für die Blutgerinnung, Wunden heilen schneller. Vitamin K_2 ist entscheidend, um Vitamin D zu bilden und aufzunehmen. Gute Vitamin-D-Produkte enthalten daher immer auch Vitamin K.

Mineralstoffe

Alle besprochenen Küchen- und Gewürzkräuter verfügen über ausreichend Mineralstoffe und Spurenelemente wie Kalium, Kalzium, Magnesium, Eisen, Zink und Mangan.

Kalium ist wichtig für die Kalium-Natrium-Pumpe und der Gegenspieler zu Natrium. Wir nehmen viel zu viel Natrium über Kochsalz auf – der Durchschnittsdeutsche etwa das Dreifache dessen, was gesundheitlich zu empfehlen wäre. Zu viel Natrium verhärtet die Arterien und bringt uns aus dem Säure-Basen-Gleichgewicht. Kalium ist daher der Entsäuerungsmineralstoff. Im natürlichen Verbund aus der Pflanze wird Kalium viel besser aufgenommen und verwertet als in Basenpräparaten.

Kalzium ist wichtig für gesunde Knochen, Zähne und Haare. Thymian ist mit 630 Milligramm pro 100 Gramm das kalziumreichste Küchenkraut, gefolgt von Salbei mit 600 Milligramm pro 100 Gramm. Die Einnahme von anorganischen Kalziumpräparaten führt bei dauerhafter Anwendung zu Arterieninnenwandverkalkung (Arteriosklerose), Hauptrisikofaktor für Bluthochdruck und damit Herzinfarkt und Schlaganfall.

Magnesium entspannt Nerven und Herz und wird auch als »Entspannungsmineral« bezeichnet. Magnesium ist wichtig für die Zellatmung, die Reizleitung zwischen Nerven und Muskeln und die Aktivierung zahlreicher Enzyme. Bei einem Magnesiummangel sind wir gereizt und nervös.

Eisen ist wichtig für eine gesunde Blutbildung. Bei einem Eisenmangel kommt es zur Blutarmut, wir fühlen uns schlapp und antriebslos, es kann zu Allergien, Herzfunktionsstörungen und Muskelkrämpfen kommen. Unsere

eisenreichste Pflanze ist die Brennnessel, der ich ein eigenes Buch gewidmet habe.[2]
Zink ist wichtig für unser Immun- und Enzymsystem und an mehr als zweihundert enzymatischen Prozessen beteiligt sowie an zahlreichen Stoffwechselprozessen.
Mangan ist ein Baustein fürs Bindegewebe und der Grundstoff zur Bildung von Neurotransmittern wie Dopamin.

Bioaktive Substanzen

Küchenkräuter sind voll von bioaktiven Substanzen. Das sind gesundheitsfördernde Stoffe in Lebensmitteln, die nicht als Nährstoffe, also nicht zum Aufbau von Körpersubstanz dienen. Zu den bioaktiven Substanzen zählen Ballaststoffe und sekundäre Pflanzenstoffe.
Ballaststoffe oder Faserstoffe helfen bei der Darmreinigung. Wie ein Löschblatt nehmen unlösliche Ballaststoffe Darmgifte auf und bringen sie zur Ausscheidung. Lösliche Ballaststoffe dienen dem gesunden Mikrobiom als Nahrung. Insgesamt aktivieren Ballaststoffe die Darmperistaltik, indem sie das Darmvolumen vergrößern.
Die Gefahr von Entzündungen und Divertikeln (Ausstülpungen in der Darmwand) wird reduziert. Ballaststoffe verzögern die Aufnahme von Kohlenhydraten und sind daher wichtig zur Prophylaxe von Diabetes Typ 2, dem erworbenen Diabetes.
Viele Küchenkräuter wie Salbei, Thymian, Rosmarin und Oregano oder der verwandte Majoran enthalten wert-

volle **Bitterstoffe**. Diese feuern unseren Stoffwechsel an, wirken als Fatburner, sorgen für eine gründliche Darmentleerung und sind wichtig für die Funktion von Magen, Leber und Bauchspeicheldrüse. Sie regenerieren die Darmflora, senken erhöhte Blutfettwerte und den Cholesterinspiegel, indem sie den Gallenfluss anregen, wodurch mehr Cholesterin verbraucht wird. Bitterstoffe wie Salvin in Salbei wirken außerdem antibakteriell und verhindern die Angiogenese von Krebszellen: Krebszellen können keine Blutgefäße mehr zur Nährstoffversorgung bilden, sie »verhungern« und sterben ab.

Alle Küchenkräuter enthalten wertvolle **Polyphenole**. Sie sind in den Pflanzen als ätherische Öle enthalten. Beispiele sind Thujon, Kampfer, Cineol und Borneol. Sie wirken antiviral, entzündungshemmend und antibakteriell. Nicht flüchtige Polyphenole wie Rosmarinsäure, Carnosolsäure, Oleanolsäure, Apigenin und Luteolin sowie Gerbstoffe sind potente Fänger freier Radikaler. Freie Radikale sind instabile Elektronen, die bei zu hoher Konzentration durch oxidativen Stress Zellschädigungen verursachen und Krankheiten wie Diabetes, Herz-Kreislauf-Probleme, Arteriosklerose und Krebs hervorrufen. Antioxidantien sind die Gegenspieler. Polyphenole in Kräutern beugen Krebs vor, unterdrücken krank machende Bakterien, Viren und Pilze, verhindern schädliche Oxidation, beugen Blutgerinnseln vor, stärken das Immunsystem, hemmen Entzündungen, regulieren den Blutdruck und normalisieren den Blutzuckerspiegel.[3]

Küchenkräuter selbst anbauen

Die Küchenkräuter gehören zu verschiedenen Pflanzenfamilien. Zu den Lippenblütlern zählen Oregano, Rosmarin, Melisse, Pfefferminze, Thymian, Lavendel und Salbei. Schirmblütler sind Dill, Fenchel, Koriander, Liebstöckel und Petersilie. Zu den Liliengewächsen gehören Bärlauch, Knoblauch und Schnittlauch.

Einjährige – wie Petersilie und Koriander – und mehrjährige Kräuter sollten jeweils in einem eigenen Bereich wachsen, da Erstere mehr Wasser und Nährstoffe brauchen.[4]

Schon Paracelsus mokierte sich darüber, dass wir exotische Gewürze aus Übersee importieren: »Dabei haben wir alles, was wir brauchen, in unseren Gärten, Wiesen und Wäldern.«[5] Zwar stammen viele unserer Küchenkräuter ursprünglich aus dem Mittelmeerraum, wurden aber schon von den Römern über die Alpen zu uns gebracht und sind daher bei uns seit Langem heimisch.

Gewürzkräuter brauchen im Allgemeinen viel Sonne – Ausnahmen sind Bärlauch und Pfefferminze, die lieben Halbschatten – und Wärme und freuen sich daher über einen windgeschützten und sonnigen Platz auf dem Balkon oder im Garten. Sie stellen keine hohen Ansprüche, was Boden und Wasserversorgung betrifft. Man braucht also keinen »grünen Daumen«, um beim Anbau von Küchenkräutern Glück zu haben.

Beim Aussäen sollte man sich allerdings mit Geduld wappnen. Besonders die Schirmblütler und die Minzen lassen sich Zeit mit dem Keimen. Petersilie hat dabei »die längste Leitung« und braucht manchmal vier Wochen, bevor ein Keimling sichtbar wird. Eine Alternative zum Säen sind daher gekaufte Pflanzen aus der Gärtnerei, möglichst in Bioqualität.
Man bereitet ein Beet vor, lässt es zwei Wochen ruhen und beseitigt in der Zeit sorgfältig alle Unkräuter. Im Handel bekommen Sie spezielle Kräutererden für die Bepflanzung in Kübel und Kästen, die für den Anbau von Kräutern ideal sind. Kräuter freuen sich über eine Kompostgabe im Frühjahr. Ich empfehle außerdem eine Bodendecke aus Mulch, vorzugsweise Grasschnitt. Sie unterdrückt Unkräuter, hält den Boden feucht und zieht Regenwürmer an, welche den besten Dünger der Welt produzieren. Mehrjährige Mittelmeerkräuter wie Salbei, Lavendel, Rosmarin, Oregano oder Thymian können Sie, wenn sie verholzen, leicht durch Stecklinge vermehren. Wer seinen Küchenkräutern ein luxuriöses Zuhause bauen möchte, kann an eine Kräuterspirale denken. Die Idee kam von Bill Mollison, Begründer der Permakultur. Durch die Schnecke im Uhrzeigersinn mit den sonnenliebenden Mittelmeerpflanzen wie Thymian ganz oben bekommt jede Pflanze ihre idealen Bedingungen. Irmela Erckenbrecht hat einige Bücher zum Thema geschrieben.[6] Kräuterspiralen gibt es auch zu kaufen, sie müssen dann nur noch nach Plan bepflanzt werden.

ART	OPTIMALE ERNTEZEIT	WELCHE TEILE ERNTEN?	VERARBEITUNG, KONSERVIERUNG
Bärlauch	Blätter vor der Knospenbildung	Blätter, auch Blütenknospen und Samen	Blätter als Tee trocknen oder als Gemüse einfrieren. Knospen einlegen wie Kapern
Koriander	Blätter vor der Blüte; Samen, wenn braun und hart	Blätter und Samen	Blätter und Samen auf Gittern oder im Dörrapparat trocknen
Lavendel	Kurz vor dem vollständigen Aufblühen	Blüten	Trocknen in Bündeln, auf Gittern oder im Dörrapparat
Melisse	Blätter vor der Blüte	Blätter	Trocknen im Bündel oder im Dörrapparat
Oregano/ Wilder Majoran	Zu Beginn der Blüte	Blühende Stängel, eine Handbreit über dem Boden, 1–2 Schnitte pro Jahr	Trocknen in Bündel oder im Dörrapparat; nicht einfrieren
Petersilie	Sobald die Pflanze genug Blattwerk gebildet hat	Blätter nach Bedarf ohne Herz; mehrere Schnitte pro Jahr; keine Blüten ernten	Im Wasserglas oder im feuchten Geschirrtuch im Kühlschrank einige Tage haltbar; Einfrieren möglich

ART	OPTIMALE ERNTEZEIT	WELCHE TEILE ERNTEN?	VERARBEITUNG, KONSERVIERUNG
Pfeffer-minze	Vor oder zu Beginn der Blüte	Triebe über dem Boden abschneiden; nur Blätter verwenden	Trocknen in Bün-deln; in einzelnen Blättern im Backofen oder Dörrapparat
Rosmarin	Vor oder zu Beginn der Blüte	Zweige abschneiden und Nadeln abstribbeln	Trocknen in Bündeln und abstribbeln oder Nadeln auf Backpapier auf Gittern oder im Dörrapparat; frisch auch im Winter
Salbei	Erster Schnitt vor oder wäh-rend Blüte; zweiter im August	Erster Schnitt nur weiche grüne Stän-gel, zweiter Schnitt nur Triebspitzen	Trocknen in Bün-deln; Blätter auf Gittern oder im Dörrapparat; Ein-frieren möglich
Thymian	Ab Mai, kurz vor der Blüte; zwei-ter Schnitt im August	Ganze Stängel, möglichst nur unver-holzte Teile	Trocknen in Bün-deln, ausgebreitet auf Gitter oder im Dörrapparat

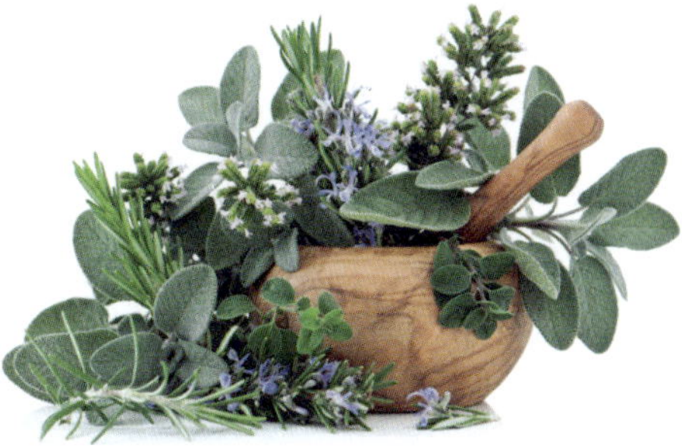

Die wichtigsten Anwendungsformen

Viele Küchenkräuter sind gleichzeitig Heilkräuter, die man innerlich und äußerlich anwenden kann. Nur sehr am Rande erwähne ich alkoholische Auszüge, da Alkohol – auch in kleinen Mengen – die Leber belastet. Wer nicht so der Do-it-yourself-Typ ist oder wenig Zeit hat, kann alle erwähnten Präparate auch in der Apotheke, im Drogeriemarkt oder im Internet bekommen.

Tee

Die vielleicht häufigste Anwendung von Heil- und Küchenkräutern ist die Teezubereitung. Zwar bleiben dabei viele Vitamine auf der Strecke, aber andere gesundheitlich vorteilhafte Inhaltsstoffe wie Polyphenole wirken wesentlich intensiver als bei der Verwendung als Frischkost. Das ist auch der Grund, warum Sie polyphenolreiche Kräuter in Teeform zwischen acht bis zehn Minuten ziehen lassen sollten. Es dauert eine gewisse Zeit, bis bioaktive Substanzen ins Kochwasser übergetreten sind.

Übergießen Sie frische oder getrocknete Küchenkräuter mit kochendem Wasser, und schließen Sie den Deckel, damit nicht zu viele ätherische Öle entweichen. Dann seihen Sie die Kräuter durch ein Teesieb ab. Sie können sie auch in einem Stoffbeutel oder Teefilter einer Kanne mit größerer Öffnung ziehen lassen und währenddessen den Deckel locker auflegen.

INFO

TEEKRÄUTER TROCKNEN

Binden Sie einfach Sträußchen, zum Beispiel von Oregano oder Thymian – gern mit Blüten –, und hängen Sie diese irgendwo auf. Eine andere Möglichkeit ist ein Trockengerät, bei dem Sie die Temperatur auf unter 40 Grad einstellen. Alternativ können Sie Kräuter auch im Backofen trocknen: Schalten Sie auf 50 Grad, und klemmen Sie einen Kochlöffel in die Backofentür, damit die Feuchtigkeit entweichen kann.

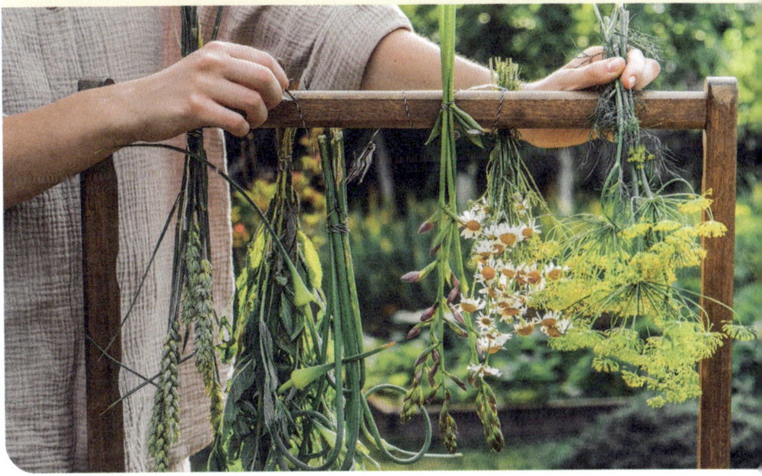

Teil- und Vollbäder

Bäder mit Küchenkräutern haben eine ähnliche Wirkung wie Tees, nur werden die Wirkstoffe über die Haut aufgenommen und im Körper verteilt. Sie brauchen für ein Vollbad etwa 500 Gramm Kräuter, für kleinere Kinder genügen 250 Gramm. Sie können die Kräuter in einem Stoffbeutelchen ins Badewasser hängen. Alternativ bereiten Sie einen starken Tee zu, seihen ihn ab und geben den Tee ins Badewasser (Lavendelbad → Seite 57). Sie können auch ein Teilbad für die Füße machen.

Kräuterfrischsäfte und Smoothies

Wenn Sie die empfindlichen Vitamine und Aromastoffe der Küchenkräuter voll erhalten möchten, bieten sich Frischsäfte aus dem Entsafter oder Smoothies aus dem Mixer an.

TIPP

Zitronenmelisse, Petersilie oder Dill peppen jeden Smoothie geschmacklich auf.

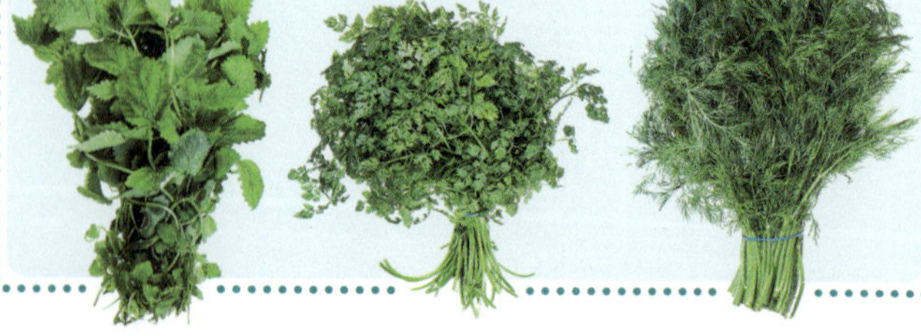

Inhalationen

Wer eine sehr trockene Gesichtshaut hat, sollte vor einem Dampfbad sein Gesicht eincremen, weil Dampfbäder die Haut austrocknen. Beliebt sind sie besonders bei Erkältungen mit Husten und Entzündungen im Nasen-Rachen-Raum, weil der Dampf zähflüssigen Schleim löst und hartnäckigen Husten lindert.
Kochen Sie in 1 Liter Wasser 1 Handvoll Kräuter auf. Beugen Sie sich über den Topf, und legen Sie ein Badehandtuch über Kopf und Schüssel. Atmen Sie den Dampf ungefähr zehn Minuten lang ein: wenn die Bronchien betroffen sind, durch den Mund, bei Schnupfen durch die Nase. Wiederholen Sie die Anwendung mehrmals am Tag, bis die Symptome abgeklungen sind.

Salbe

Cremes und Salben auf der Basis von Küchenkräutern dienen der Hautpflege, helfen bei jeder Art von Hautproblemen wie Schrunden, Windeldermatitis und Entzündungen und lindern den Schmerz bei Insektenstichen.
Für eine einfache Kräutersalbe brauchen Sie 30 Gramm getrocknete oder 75 Gramm frische Kräuter und 250 Gramm Vaseline aus der Apotheke. Geben Sie die Vaseline in ein Glasschälchen, und schmelzen Sie sie im heißen Wasserbad. Fügen Sie die Kräuter hinzu, und

lassen Sie alles etwa zwanzig Minuten köcheln. Hängen Sie parallel in einen Krug ein Teesieb aus Stoff. Nun gießen Sie das Kräuter-Öl-Gemisch durch das Tuchsieb ab. Zum Schluss das Abseihtuch ausdrücken. Die flüssige Salbe in sterilisierte Gläser füllen, die Sie vorher mit kochendem Wasser ausgespült und getrocknet haben. Mehrmals täglich auftragen. Salben sind etwa ein halbes Jahr haltbar.

Cremes

Cremes haben den Vorteil, dass sie schneller in die Haut einziehen als Salben. Dafür ist die Herstellung aufwendiger. Sie brauchen 15 Gramm getrocknetes oder 35 Gramm frisches Kraut, 75 Gramm Lanolin, 35 Gramm Glycerin (Apotheke) und 40 Milliliter Wasser. Geben Sie das Lanolin in eine feuerfeste Glasschale, und schmelzen Sie es im Wasserbad. Unter ständigem Rühren Glycerin, Wasser und Kraut hinzufügen und drei Stunden köcheln lassen. Anschließend durch ein sauberes Geschirrtuch drücken. Langsam rühren, bis die Creme abgekühlt ist. Die Creme mit einem Spatel in kleine Gläser füllen und in den Kühlschrank stellen. Cremes sind etwa drei Monate haltbar.

Wickel und Umschläge

Wickel sind hilfreich bei Entzündungen, Schwellungen, Schmerzen und Fieber. Warme Wickel regen die Durchblutung und den Stoffwechsel an, beruhigen, lösen Giftstoffe und Muskelverspannungen. Kalte Wickel verengen die Blutgefäße, hemmen die Vermehrung von Krankheitskeimen und dämpfen Schmerzen; sie sind daher die Anwendung der Wahl bei Entzündungen, Fieber und Verstauchungen. Für Kräuterwickel werden Baumwolltücher entweder in starkem Tee getränkt und ausgewrungen oder nur angefeuchtet und mit einigen Kräutern belegt bzw. mit einigen Tropfen Tinktur beträufelt; dann werden sie auf den zu behandelnden Körperteil gelegt. Darüber kommt ein weiteres Tuch aus Leinen oder Baumwolle und – sofern vorhanden – darüber ein drittes Tuch aus Wolle. Abschließend fixieren Sie den Wickel, bspw. mit Sicherheitsnadeln.

Wickel kann man mit oder ohne Kräuterbeigabe anwenden.

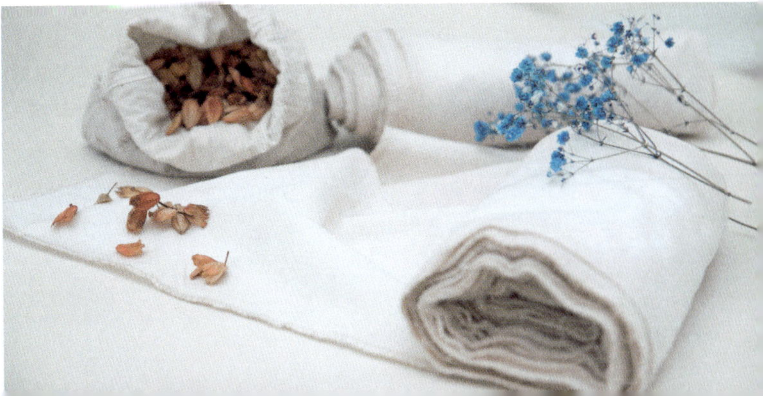

Tinkturen

Geben Sie 1 Handvoll frischer oder getrockneter Kräuter in ein verschließbares Glasgefäß, und übergießen Sie die Kräuter mit 70-prozentigem Alkohol wie zum Beispiel Korn oder Rum. Stellen Sie das Glasgefäß warm und dunkel. Nach einer Woche seihen Sie die Flüssigkeit in dunkle Glasflaschen ab. Vor den Mahlzeiten 10 bis 30 Tropfen, in Wasser verdünnt, einnehmen.
Wichtig: Für Kinder und Menschen, die auf Alkohol empfindlich reagieren, sind Tinkturen nicht geeignet.

Öl

Geben Sie 1 Handvoll getrocknetes oder frisches Küchenkraut einschließlich der Blüten in einen verschließbaren Glasbehälter, und gießen Sie so viel kalt gepresstes Oliven- oder Sesamöl darüber, dass das Kraut vollständig bedeckt ist. Für 250 Gramm getrocknete Kräuter oder 500 Gramm Frischkraut brauchen Sie etwa ½ Liter Öl. Ab und zu schütteln. Nach drei Wochen seihen Sie die Flüssigkeit durch einen Kaffeefilter oder ein Teesieb in dunkle Glasflaschen ab. Das Öl ist für den inneren Gebrauch geeignet, aber auch für äußeren wie zum Beispiel Massagen. In der Küche verwendet man Kräuteröle wie Oregano-, Thymian- oder Basilikumöl als Würzmittel.

Essig

Man gibt einige Blätter oder Zweige (bspw. Thymian, Salbei oder Rosmarin) in eine Glasflasche und füllt diese mit einem qualitätvollen Obstessig auf. Gut verschlossen etwa zwei Wochen an einem warmen, hellen Platz ziehen lassen. Die Kräuter können für den späteren Gebrauch in der Flasche verbleiben.

INFO

ESSIG – EIN URALTES HEILMITTEL

Essig eignet sich nicht nur zum Würzen, sondern wurde seit Jahrhunderten als Mittel bei Prellungen und Blutergüssen, kleineren Wunden, Entzündungen, Insektenstichen, Sonnenbrand sowie als natürliches Antibiotikum verwendet.

Essig wirkt fiebersenkend, kühlend, anti-mykotisch (gegen Pilzinfektionen), adstringierend (also zusammenziehend), antiviral und antibakteriell sowie verdauungsanregend. Zusammen mit den Wirkstoffen der jeweiligen Kräuter haben Sie ein wunderbares Mittel bei allerlei Beschwerden an der Hand.

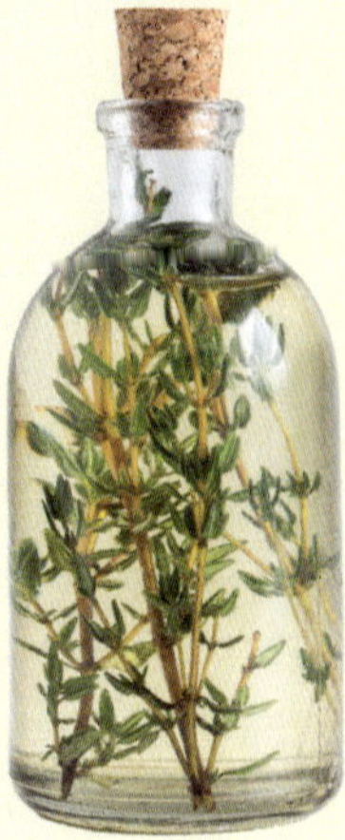

Kräuteressig wirkt auch kosmetisch, und zwar je nach verwendetem Kraut gezielt gegen trockene oder fettige Kopfhaut, Schuppen oder Haarausfall; er schenkt dem Haar außerdem Glanz.

Ätherische Öle

In der Aromatherapie werden ätherische Öle von Heilpflanzen verwendet. Das Verfahren zur Gewinnung von Destillaten ist sehr aufwendig, daher empfiehlt es sich, sie fertig in Bio-Qualität im Reformhaus, Bioladen oder in der Apotheke zu kaufen. Achten Sie auf den – richtigen! – lateinischen Namen.

Die gesunden Inhaltsstoffe der Öle gelangen durch eine Duftlampe oder per Inhalation über die Atemwege, durch Bäder und Massagen über die Haut in den Körper. Einige ätherische Öle wie Oregano- oder Muskatellersalbeiöl können auch innerlich angewendet werden: 1 Tropfen ätherisches Öl entweder mit Wasser verdünnen oder mit 1 Teelöffel Kokosöl vermischen. Die Mischung mit Kokosöl empfiehlt sich auch für die äußere Anwendung, etwa bei Haut- oder Fußpilz.

EXTRA

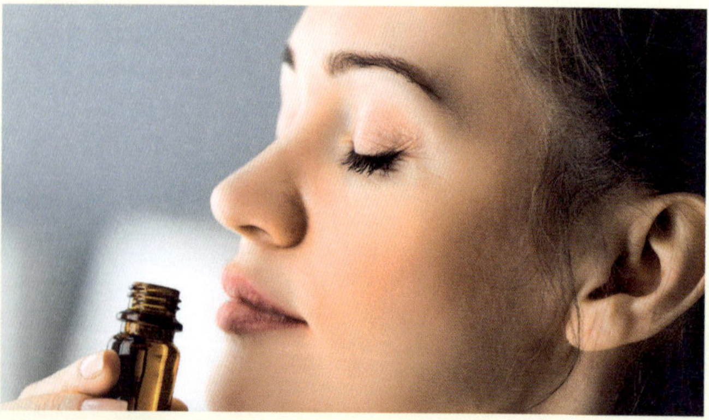

Bei **Duftlampen** füllen Sie Wasser in die Verdunstungsschale und fügen ein paar Tropfen des ätherischen Öls hinzu. Zünden Sie dann das Teelicht unter der Verdunstungsschale an.

Achtung: Aromatherapie ist nicht für Kinder unter 6 Jahren geeignet, außer man erwirbt spezielle Mischungen.

Bei einer **direkten Inhalation** geben Sie heißes Wasser sowie einige Tropfen ätherisches Öl in eine Schüssel und inhalieren fünf bis zehn Minuten die Dämpfe.
Für **Bäder** vermischen Sie ein paar Tropfen des gewünschten ätherischen Öls mit etwas (Pflanzen)Sahne und geben die Mischung ins Badewasser.
Eine **Massage** mit ätherischen Kräuterölen entspannt die Muskulatur und fördert das Wohlbefinden. Geben Sie ein paar Tropfen des ätherischen Öls nach Wahl in ein Schnapsglas mit Sesamöl. Sesamöl dringt tief in alle Hautschichten ein und zieht ganz schnell ein.
Bei einer **direkten Auftragung** (z. B. bei Kopfschmerzen) reiben Sie die Schläfen mit ein paar Tropfen geeigneten ätherischen Öls, wie zum Beispiel Thymianöl, ein.
Bei Lippenherpes tragen Sie 1 Tropfen ätherischen Salbeiöls auf die betroffene Stelle. Lassen Sie das Öl über Nacht einwirken. Auch bei Insektenstichen hilft das ätherische Öl.
Für **Cremes** mischen Sie 1 Tropfen ätherisches Öl mit 1 Portion Tages- oder Nachtcreme und tragen dann diese Mischung auf.

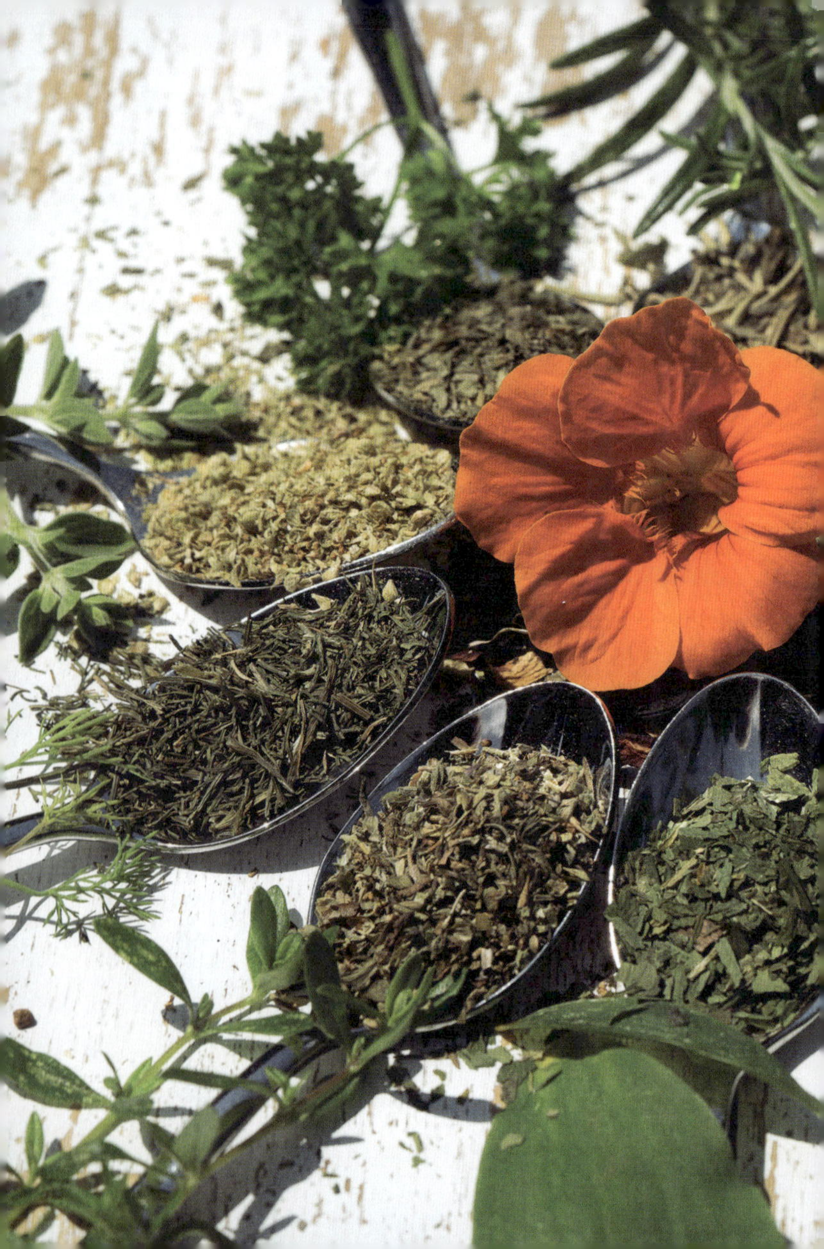

Pflanzenporträts

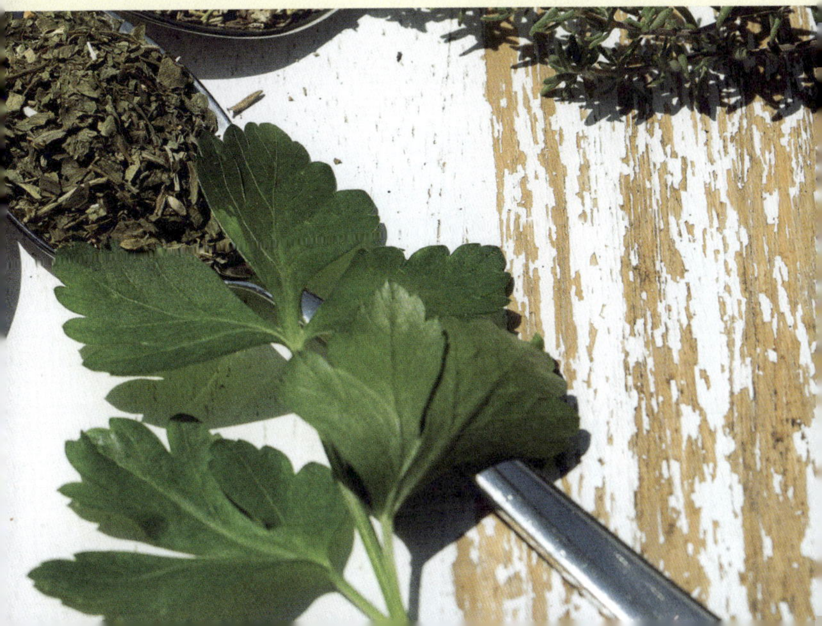

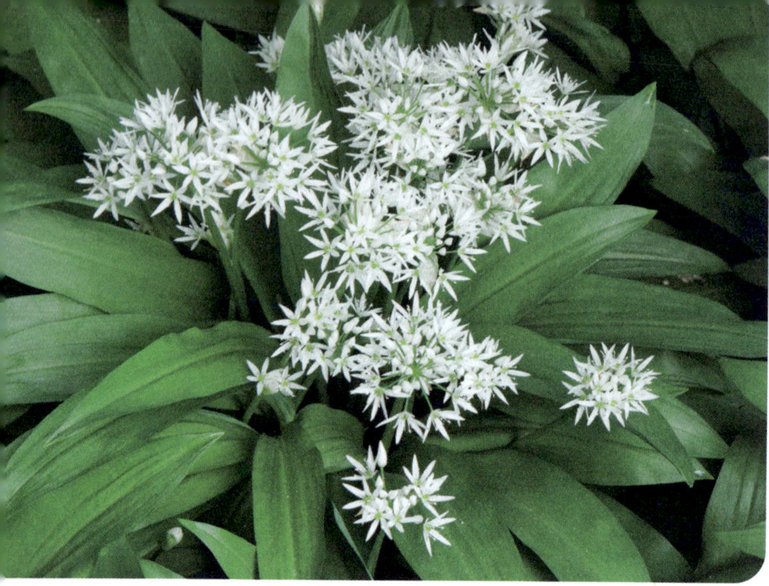

BÄRLAUCH Der wilde Bruder des Knoblauchs

Bärlauch, auch »Knoblauch der Germanen« genannt, toppt seinen Verwandten, was Inhaltsstoffe und Heilwirkungen betrifft. Kein Wunder, ist es doch eine Wildpflanze, während vom Knoblauch, der ursprünglich aus China kommt, nur noch die Kulturform erhalten ist. Bärlauch ist in den letzten Jahren zu einer Pflanze geworden, die viele auf dem Balkon oder in ihrem Garten anbauen und die sich auch wachsender Beliebtheit in Restaurants, Reformhäusern und Bioläden erfreut. Daher habe ich ihn in die Liste der »Top Ten« der Küchenkräuter aufgenommen.

Ein bisschen was zur Geschichte

Der Bärlauch, *Allium ursinum L.* – wörtlich »Bärenknoblauch« – galt schon in der Antike als »Herba salutaris«, als gesundheitsförderndes Heilkraut schlechthin, und zwar wegen seiner profunden und vielseitigen Wirkungen. Es handelt sich um eine der ältesten und meistverwendeten Arznei-, Gewürz- und Gemüsepflanzen Europas. Die alten Germanen begrüßten sich mit dem Spruch »Leinen und Lauch«, im Original »linar, laukar« – für »Glück und Segen«. Für die Behandlung von Verletzungen wickelten unsere germanischen Vorfahren den Bärlauch in Leinentücher. Die alten Griechen nannten den Bärlauch »Zwiebel des Nordens« und verehrten und schätzten ihn. Im alten England gab es einen Spruch: »Iss Lauch im März, Bärlauch im Mai, dann haben die Ärzte das ganze Jahr frei.« Kaiser Karl der Große befahl im Jahre 812 in seiner Landgüterverordnung »Capitulare de villis vel curtis imperii«, dass in jedem Garten der kaiserlichen Güter auch Bärlauch angepflanzt werden sollte.[7]

Bärlauch war als entgiftendes und stärkendes Heilmittel hochgeschätzt, geriet aber im 16. Jahrhundert in Vergessenheit. Ein wesentlicher Grund für dieses Schattendasein besteht darin, dass er in mittelalterlichen Klostergärten unbeliebt war, weil er als fruchtbarkeitsfördernd und sinnlichkeitssteigernd galt.[8]

Eine Renaissance erlebte der Bärlauch erst am Ende des 20. und zu Beginn des 21. Jahrhunderts. Dr. Georgios

Pandalis, ein visionärer und engagierter Apotheker, hatte an der Renaissance des Bärlauchs einen maßgeblichen Anteil. Er fragte sich: Warum sollen die Deutschen den asiatischen Knoblauch essen, wenn sein mitteleuropäischer Verwandter doch vor ihrer Haustür wächst?[9]
Die Frage ließ ihn fortan nicht mehr los. Schon 1987 wurde er vom WDR als »Knoblauchpapst« tituliert, weil er auf den wilden heimischen Knoblauch setzte.[10] Der wiederentdeckte wilde Knoblauch ist von der Pharmakologie dem Kulturknoblauch überlegen, enthält er doch alle bekannten Wirkstoffe wie die Kultursorte aus China, nur in teils wesentlich höherer Konzentration.

Zur Biologie der Pflanze

Der Bärlauch ist eine ausdauernde Kulturpflanze und wächst bis zu 50 Zentimeter hoch. Er liebt feuchte Böden und Auenwälder und hat seinen Platz gern unter hohen Bäumen. Er ist in bis zu 1800 Meter Höhe verbreitet und in fast ganz Europa und im Kaukasus bis Kamtschatka zu finden. Seinen Namen erhielt er aus dem Wissen unserer Vorfahren, dass die Pflanze Bärenkräfte verleihe und Bären sich nach dem Winterschlaf mit Waldknoblauch stärkten.
Die kleinen Bärlauchzwiebeln treiben von Februar bis März, und bereits ab Ende Juni schließen die Pflanzen ihre Vegetationszeit mit Samenreife und Einziehen der Blätter ab. Bis zum nächsten Frühjahr durchlaufen die

im Boden verbleibenden Zwiebeln eine ausgedehnte Ruheperiode.
Die Blätter sind saftig grün und lanzettförmig. Sie werden vor der Blüte geerntet, weil sie nach dem Aufbrechen der Blütenknospen streng und bitter schmecken. Die weißen Blüten stehen auf geraden, langen Stielen. Am besten wird Bärlauch frisch verwendet, man kann ihn aber auch für Tee trocknen und als Gemüse einfrieren, vergleichbar mit Spinat.

INFO

ACHTUNG, VERWECHSLUNGSGEFAHR!

Der Bärlauch ist leicht verwechselbar mit den giftigen Maiglöckchen. Dabei ist der Bärlauch an seinem charakteristischen intensiven Knoblauchgeruch seiner Blätter eigentlich zweifelsfrei zu erkennen. Die Unterseite von Bärlauchblättern ist stumpf, die von Maiglöckchenblättern glänzend. Die Blüten des Bärlauchs wachsen kugelförmig als Sammelblüte heran, beim Maiglöckchen sind im Gegensatz mehrere Knospen an einem Stängel aufgereiht. Wer unsicher ist, was die Unterscheidung betrifft, kann Bärlauch auf dem Balkon oder im Kräuterbeet anbauen.

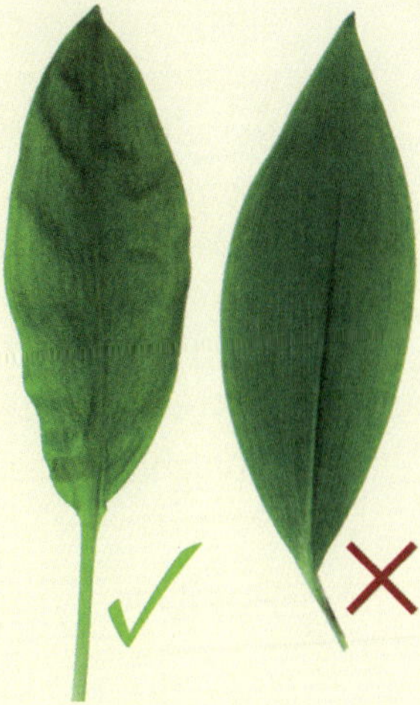

Bärlauchblatt *Maiglöckchenblatt*

Inhaltsstoffe

Bärlauch gehört wie Knoblauch und Porree zu den Lauchgewächsen. Er ist unsere schwefelhaltigste Heilpflanze und enthält mit 7,8 Gramm Schwefel pro 100 Gramm Trockensubstanz wesentlich mehr als Knoblauch mit 1,7 Gramm und Weißkohl mit 0,5 Gramm. Die Schwefelverbindungen im Bärlauch sind an Proteine gebunden und stammen ursprünglich aus den Sulfationen der Erde. Wird die Pflanze durch Insekten, andere Tiere oder Menschenzähne verletzt, entstehen stark riechende Sulfensäuren. Diese kondensieren zu Thiosulfinaten, einsetzbar als hochpotentes Anti-Pilz-Mittel und pflanzliches Antibiotikum. Außerdem finden sich im Bärlauch gesundheitlich wertvolle bioaktive Substanzen wie Adenosin, Flavonoide und Phenolglycoside, die ebenfalls wesentlich konzentrierter als im Knoblauch zu finden sind. In Bärlauch enthalten sind außerdem Vitamin C, Senfölglycoside, Eisen, Mangan, Magnesium und Kohlenhydrate. Senfölglycoside fördern die Verdauung und befeuern den Stoffwechsel. Vitamin C hilft gegen Frühjahrsmüdigkeit und stärkt das Immunsystem.

Positive Wirkungen auf die Gesundheit

Die Abbauprodukte von Thiosulfinaten hemmen die krebsfördernde Wirkung von Schimmelpilzen sowie das Tumorwachstum durch Vermehrung der Entgiftungsenzyme. Diallyldisulfid, eines der Abbauprodukte, hemmt die krebserregende Wirkung der Nitrosamine, die zum Beispiel beim Grillen entstehen. Thiosulfinate verhindern die Oxidation von LDL im Blut und in den Arterien und beugen damit Arteriosklerose vor. Außerdem sind sie wirksam gegen Blasenentzündungen. Bärlauch enthält Adenosin, einen der vier Bausteine der Nukleinsäuren, in hoher Konzentration von 130 Milligramm pro 100 Gramm. Knoblauch mit 56 Milligramm pro 100 Gramm enthält davon nur knapp die Hälfte, ebenso wie die Zwiebel mit 59 Milligramm pro 100 Gramm. Adenosin schützt das Herz, hemmt die Thrombozytenbildung und reduziert damit das Risiko für eine Embolie oder einen Hirnschlag, hilft bei Herz-Rhythmus-Störungen, entspannt die glatte Gefäßmuskulatur und normalisiert einen zu hohen Blutdruck, hemmt die Resorption von Cholesterin und senkt zu hohe Blutfettwerte. Indem Adenosin den Einstrom von Kalzium in Herzmuskelzellen reduziert, kann ein erhöhter Blutdruck sinken. Adenosin öffnet die Kaliumkanäle, was der Erregungsleitung entgegenwirkt und die Herzfrequenz senkt – in Richtung gesundem Normwert. Außerdem wirkt es antiepileptisch und beruhigend. Im Zentralnervensystem hemmt Adenosin die Ausschüttung der Neurotransmitter Noradrenalin und Acetylcholin und reduziert damit Stress und Nervosität. Dieser Baustein von Nukleinsäuren schützt Neuronen im Gehirn vor der Überforderung. Einmalig in der Pflanzenwelt findet sich in Bärlauchblättern ein wirksames ACE-hemmendes System. ACE ist ein Enzym, das die Bildung des Gewebehormons Angiotensin anregt, das wiederum den Blutdruck steigert. Bärlauchblätter hemmen das ACE zu 56 Prozent, während Knoblauch nur etwa die Hälfte dieser Wirkung zeigt.

Bärlauch entgiftet Schwermetalle und weitere Schadstoffe. Dr. med. Claus-Peter Siegers führte erfolgreich Entgiftungskuren mit »Bärlauch Frischblatt Granulat« durch. Fettlösliche Umweltgifte werden gebunden, in eine wasserlösliche und damit nierengängige Form überführt und zur Ausscheidung gebracht. Die Schwermetallkonzentration von Quecksilber und Cadmium konnte durch die Behandlung auf die Hälfte des Ausgangswerts reduziert werden.[11]

Besonders bewährt hat sich Bärlauch bei Hauterkrankungen. Bei Psoriasis konnte durch eine Applikation auf die Haut die übermäßige Verhornung auf ein Normalmaß reduziert werden. Professor Dr. Dr. H. Kiesewetter fand schon 1992 heraus, dass Bärlauch bei einer Tagesdosis von 1 Gramm, als Einmaldosis verabreicht, die Mikrozirkulation des Blutes in der Haut verbessert.[12]

Der European Food Safety Authority (EFSA) zufolge können zu Bärlauch folgende Gesundheitsaussagen gemacht werden: Bärlauch reguliert den Cholesterinstoffwechsel und die Herzaktivität und hilft bei der Aufrechterhaltung der gesunden Funktion von Herz- und Blutgefäßen auch im höheren Alter.

Was sagt die Wissenschaft?

Seit 1988 werden Bärlauchblätter ausführlich klinisch untersucht, und zwar nicht nur in der Petrischale oder im Tierversuch, sondern auch am Menschen. Die Schwefelverbindungen wirken antimikrobiell und regenerieren die Darmflora. Sehr gut dokumentiert sind auch die durchblutungsfördernden, blutdrucksenkenden und antioxidativen Eigenschaften, welche sich größtenteils auf die schwefelfreien, wasserlöslichen Inhaltsstoffe wie Adenosin und Flavonglykoside zurückführen lassen, aber auch auf die Di- und Trisulfide Alliin und Allicin.[13]
Die Sulfide im Bärlauch regen den Speichelfluss, die Magensaftsekretion sowie die Darmperistaltik an und fördern auf diese Weise die Verdauung. Zahlreiche wissenschaftliche Studien belegen die antikanzerogenen Effekte dieser schwefelhaltigen Stoffe. Eine tumorhemmende Wirkung wurde für Organe wie Dickdarm, Speiseröhre, Magen und Lunge festgestellt. Die Schwefelverbindungen in Bärlauch entgiften die Leber. Bärlauch verhindert die Bildung von »foamy organells« (Lipidtropfen), d. h. die Umwandlung von Makrophagen (große Fresszellen) in Schaumzellen und wirkt damit der Entstehung von Arteriosklerose entgegen.
Außerdem hat Bärlauch eine entzündungshemmende Wirkung. Durch Bärlauch wird die Umwandlung von Arachidonsäure in Prostaglandine gehemmt, die Entzündungsreaktionen hervorrufen. Bärlauch kann außerdem

die Entstehung von systemischen Gefäßentzündungen auf der Innenseite unserer Blutgefäße verhindern.[14] Die Pflanze wirkt außerdem antiviral, fungizid und krampflösend, fördert die Wundheilung, stärkt das Immunsystem, hilft bei Blähungen und lindert wie erwähnt die Symptome von Schuppenflechte (Psoriasis) sowie Husten bei Bronchitis.

Anwendung

Bärlauch sollte, wenn möglich, frisch verwendet werden. Leider ist die Bärlauch-Zeit nur kurz. Für Tee lässt sich Bärlauch trocknen, für Gemüserezepte einfrieren. Alternativ bieten sich »Bärlauch Frischblatt Granulat« oder »Bärlauch Frischblatt Kapseln« von Dr. Pandalis (Apotheke oder www.pandalis.de) an, mit denen der Großteil der erwähnten Studien durchgeführt wurde. Bei der Herstellung der Präparate wurde der schonend getrocknete Bärlauch mit Hagebuttenschalen vor der Oxidation geschützt.

Ideen für die Küche

Ich gebe frische Bärlauchblätter in grüne Smoothies oder klein geschnitten in Salate und aufs Butterbrot. Aus den Blättern lässt sich ein leckeres Pesto auch ohne teure Pinienkerne, sondern mit Sonnenblumenkernen oder Sesamsamen herstellen. Sehr fein schmeckt Bärlauch-

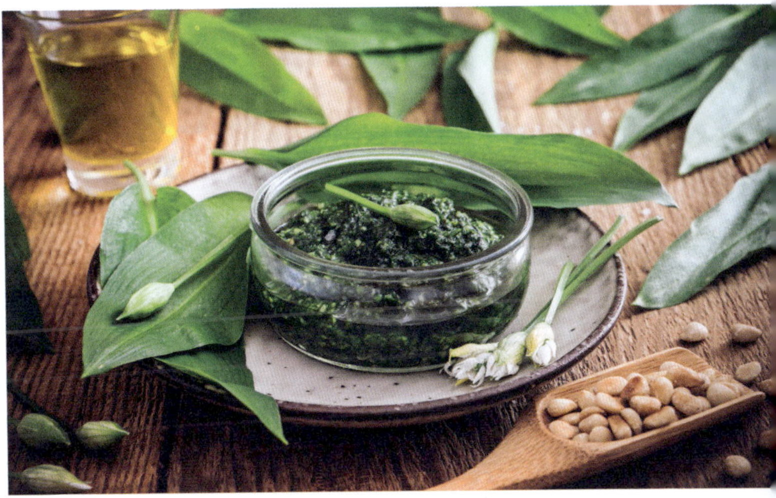

Bärlauchpesto – schmeckt hervorragend und ist nebenbei gesund.

Quark. Sie können auch Suppen und Soßen mit klein geschnittenem Bärlauch würzen. (Pflanzen)Butter mit zerkleinertem Bärlauch und etwas Salz und Pfeffer ist eine echte Delikatesse und lässt sich einfrieren. Wenn Sie sich einen Bärlauch-Vorrat anlegen wollen, pürieren Sie Bärlauchblätter mit einem Stabmixer. Geben Sie auf 100 Gramm Bärlauch 7 Gramm Salz und etwas Olivenöl. Portionsweise in kleine Tiefkühlbeutel oder Eiswürfelfächer füllen und einfrieren. Für Bärlauchsalz schichten Sie klein geschnittenen Bärlauch und Salz abwechselnd in ein sauberes Glas. Die oberste und unterste Schicht sollte aus Salz bestehen. Das Glas zwei Wochen auf der Fensterbank ruhen lassen. Danach das feuchte Salz in einen Mixer geben. Jetzt das Bärlauchsalz im Backofen bei 50 Grad trocknen lassen, dabei einen Kochlöffel in die Ofenklappe klemmen. Nach dem Trocknen noch einmal fein durchmixen und in einen Salzbehälter umfüllen. Das Salz hat eine schöne saftig-grüne Farbe und passt gut zu Salat, Gemüse- und Kartoffelgerichten.

Im eigenen Garten oder auf dem Balkon

Bärlauch ist keine verwöhnte Kulturpflanze, sondern eine Wildpflanze und damit sehr pflegeleicht. Sie können Bärlauch ansäen, als Zwiebel stecken oder als gewachsene Pflanze eingraben. Die Pflanze mag Halbschatten, am liebsten unter Laubbäumen. Zwiebeln gibt es im Gartencenter. Am besten steckt man die Zwiebeln 2 Zentimeter tief in die Erde und jeweils zwei bis fünf zusammen in eine Gruppe. Am schnellsten haben Sie Erfolg, wenn Sie sich in einer Gärtnerei fertige Pflanzen kaufen und einsetzen, am besten im Herbst. So können Sie schon im nächsten Frühjahr Blätter ernten. Wenn Sie ins Freibeet pflanzen und nicht in Kübeln, wird sich der Bärlauch unterirdisch verbreiten und an vielen Stellen im Garten auftauchen.

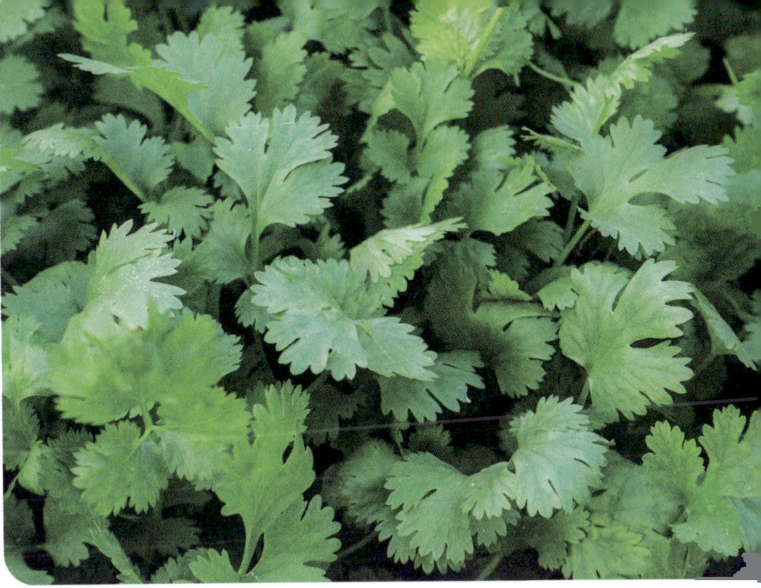

KORIANDER Wohl dem, der auf der Fan-Seite steht

Bei Koriandergrün scheiden sich die Geister. Die einen sind Fan dieses Küchenkrauts und würzen damit fast jede Speise. Die anderen ekeln sich vor dem seifigen Geschmack. Koriander schmeckt nicht nur – oder eben nicht –, sondern steckt voller essenzieller Fettsäuren, Vitamine, Mineralstoffe und bioaktiver Substanzen.

Ein bisschen was zur Geschichte

Koriander ist ein sehr altes Gewürzkraut und wird bereits im Alten Testament und in altindischen Schriften erwähnt. Die alten Ägypter brachten den Pharaonen im Tempel Koriander dar. In Tutanchamuns Grab fand man Korianderkörner. Die alten Griechen und Römer würzten ihren Wein und ihre Speisen mit der Pflanze und verwendeten das ätherische Korianderöl als Bestandteil von Parfums.[15] Hippokrates von Kos (um 460–370 v. Chr.) lobte Koriander als pflanzliches Medikament. Die Römer brachten ihn aus Südeuropa nach Mitteleuropa.

Zur Biologie der Pflanze

Koriander oder lateinisch *Coriandrum sativum L.* ist ein anspruchsloser einjähriger Schirmblütler, der bis zu 60 Zentimeter hoch wächst und es gern sonnig mag. Er wird auch als »asiatische Petersilie« bezeichnet. Die weißen oder blass-rötlichen Blüten bringen runde blassrötliche oder gelb-braun gerippte Teilfrüchte zur Reife. Koriandersamen haben einen Durchmesser von 1,5 bis 3 Millimetern und können von Juli bis August geerntet werden. Die frischen Blätter und Wurzeln haben ganz andere Aromen als die Koriandersamen. Der mild-würzige, leicht süßliche Geschmack der Samen erinnert an Orangenschale.

Studien deuten darauf hin, dass es an den Genen liegt, ob man dem Kraut verfallen ist oder sich davor ekelt: Das »Koriander-Gen« OR6A2 liefert den Bauplan für einen Geruchsrezeptor; dieser registriert sogenannte Aldehyde, die in Koriandergrün konzentriert zu finden

sind.[16] Für manche Menschen – 17 Prozent in Europa, nur 3 Prozent in Südostasien und dem Mittleren Osten –, welche dieses Gen geerbt haben, schmecken Korianderblätter seifig bzw. »nach Spülmittel«. Der Studienleiter Nicholas Eriksson stellte allerdings fest, dass es durchaus möglich sei, sich als Korianderhasser mit der Zeit an den Geschmack zu gewöhnen.
Diese Erfahrung habe auch ich machen dürfen. Ich bin vom »Vermeider um jeden Preis« zum Fan mutiert.

Inhaltsstoffe

Koriander enthält alle B-Vitamine bis auf Vitamin B_{12}.
Neben Eiweiß und Provitamin A verfügt Koriander über die Mineralstoffe Kalium, Kalzium, Phosphor, Magnesium (330 Milligramm pro 100 Gramm), Schwefel (100 Milligramm pro 100 Gramm), dazu Chlorid und Natrium. Wie wichtig Schwefelverbindungen sind, können Sie im Kapitel über unsere schwefelreichste Pflanze, den Bärlauch, nachlesen (siehe Seite 32 ff.).
Koriander besticht durch seine ätherischen Öle. Darin sind reichlich Phenole zu finden, die zur Gruppe der sekundären Pflanzenstoffe bzw. bioaktiven Substanzen gehören.
Hauptbestandteile des ätherischen Öls, das aus Koriandersamen gewonnen wird, sind Linalool, Campher, Alpha-Pinen, Beta-Pinen, Borneol, Limonen, P-Cymen, Alpha-Terpineol und Geraniol.

Positive Wirkungen auf die Gesundheit

Geraniol wirkt vorbeugend gegen verschiedene Krebsarten, wie Darm- und Brustkrebs; Limonen hat eine präventive Wirkung bei Haut-, Lungen- und Lebertumoren, wie Forschungen am Universitätsklinikum Freiburg ergaben.[17] Polyphenole in Koriander aktivieren die körpereigene Produktion von Enzymen und Verdauungssäften. Schon eine Tasse Koriandertee kann Dr. James A. Duke zufolge bei Magen-Darm-Beschwerden helfen.

Koriander wirkt antioxidativ, antientzündlich (zum Beispiel bei chronischen Entzündungskrankheiten wie Rheuma), antibakteriell, verdauungsfördernd, er regt den Appetit an, lindert Blähungen, hilft bei Verstopfung, Reizdarm, Durchfall und Magenschmerzen. Selbst bei Infektionen, bei denen Antibiotika nicht mehr wirken, weil die verursachenden Bakterien antibiotikaresistent geworden sind, hilft das Kraut. Außerdem fördert Koriander die Ausleitung von Giftstoffen wie Schwermetallen und hat sich daher bei Entgiftungskuren bewährt.[18] Koriander dient darüber hinaus als Herzschutz, indem er den Cholesterinspiegel senkt, wirkt gegen Salmonellen, als Diabetes-Prophylaxe, fördert Schlaf und innere Ruhe, wirkt neuroprotektiv, hilft bei Mundgeruch und als Verdauungsmittel.

Was sagt die Wissenschaft?

Die Antioxidantien in Koriander, die vor allem in den Blättern vorkommen, helfen wie bereits erwähnt bei Entzündungen. Ein Blattextrakt zeigte sich wirksam bei Patienten mit chronischen Entzündungskrankheiten wie Rheuma, bei denen oft ein sehr niedriger Antioxidantienspiegel festgestellt wird. Auch Koriandersamen erwiesen sich als wirksam gegen chronische Entzündungserkrankungen.[19] Der Studienleiter war auf Koriander als Anti-Entzündungsmittel in alten ayurvedischen Schriften gestoßen. Entzündungen und Schwellungen nahmen unter der Koriandertherapie signifikant ab.
In der europäischen Naturheilkunde kommt Koriander eine wichtige Rolle zu als Ausleitungsmittel für Aluminium und Schwermetalle wie Quecksilber, Cadmium und Blei. Schwermetalle lagern sich im Fettgewebe an, schwächen das Immunsystem und können zu chronischen Erkrankungen wie Krebs und Demenz führen. Korianderöl ist in der Lage, Quecksilber aus dem Gewebe zu lösen. Amalgam besteht etwa zur Hälfte aus Quecksilber; daher wird nach Zahnsanierungen als Teil einer Entgiftungskur die Verwendung von konzentriertem Korianderextrakt in Kombination mit der Chlorella-Alge und Bärlauchtinktur empfohlen, damit das Quecksilber zur Ausscheidung gebracht wird. Einen geeigneten Zahnarzt für eine ungefährliche Entfernung von Amalgamfüllungen und die richtige Begleittherapie findet man bei der

Deutschen Gesellschaft für Umwelt-Zahnmedizin e. V. (DEGUZ e. V.) und bei der »Internationalen Gesellschaft für Ganzheitliche Zahnmedizin« (GZM).[20]

Die antibakterielle Wirkung von ätherischem Korianderöl oder Korianderextrakten wird durch zahlreiche Studien belegt. Korianderöl erwies sich dabei wirksam gegen grampositive wie gramnegative Bakterien. Es zerstört die Zellwand der Bakterien, was zu ihrem Tod führt.[21]

Eine weitere Studie belegte die Wirkung gegenüber Salmonellen, mit denen häufig Lebensmittel kontaminiert sind. Eine Infektion mit ihnen kann tendenziell lebensbedrohlich sein, wenn sie zu einer Blutvergiftung führt. Ein Blattextrakt wies sich gegenüber allen untersuchten Arten von Salmonellen als wirksam.[22] Die Forschergruppe führte die antibiotische Wirkung von Koriander vor allem auf Dodecenal und Linalool, zwei in frischen Korianderblättern vorhandene antibiotische Wirkstoffe, zurück, die doppelt so wirksam waren wie das normalerweise gegen Salmonellen eingesetzte Antibiotikum Gentamicin.

Koriander ist auch in der Lage, Hauterkrankungen aufgrund von Bakterienbesiedelungen erfolgreich zu bekämpfen. Teebaumöl hat hier eine ähnliche Wirkung, führt bei vielen allerdings zu einer Kontaktallergie. Korianderöl aus Blättern und Samen erwies sich nicht nur bei Streptokokken und MRSA-Keimen als wirksam, sondern auch als gut verträglich bei der äußeren Behandlung zum Beispiel bei Ekzemen (mit 1-prozentigem Korian-

deröl). Das Allergiepotenzial von Korianderöl ist minimal. Die Forscher empfehlen Korianderöl wegen seines antientzündlichen Potenzials auch für medizinische Hautpflegeprodukte.[23] Ätherisches Korianderöl, äußerlich angewendet und verdünnt, erwies sich außerdem wirksam bei einer Knotenrose, einer akuten Entzündung des Unterhautgewebes, und wurde sehr gut vertragen. Die Studie war randomisiert, placebokontrolliert und doppelverblindet und wurde mit vierundvierzig Freiwilligen durchgeführt.[24]
Auch gegen pathogene Pilze wie *Candida albicans* ist ätherisches Korianderöl wirksam. Die Wirkung auf mehrere Candida-albicans-Stämme und Candida-tropicalis-Pilze wurde untersucht. Korianderöl tötete die Candidapilze, indem es die cytoplasmatische Membran beschädigte, wodurch alle Zellfunktionen der Pilze zusammenbrachen.[25]

INFO

UNBEDENKLICH!

Die Forscher betonen, dass Korianderöl den GRAS-Status besitzt (GRAS für »generally recognized as safe«, also »generell als unbedenklich anerkannt«) und bereits sehr häufig in der Lebensmittel- und Kosmetikindustrie genutzt wird. Sie empfehlen, Produkte auf der Basis von Korianderöl zu entwickeln – zur Prävention von Infektionen mit Candidapilzen.

Anwendungen

Für einen Tee nehmen Sie 1 Teelöffel getrocknetes Koriandergrün, 2 Teelöffel frische Blätter oder ½ Teelöffel Koriandersamen. Lassen Sie den Aufguss zehn Minuten ziehen. Der Tee verhindert Blähungen, fördert den Appetit und die Verdauung. Eine Koriandersamen-Abkochung hilft bei einer Harnwegsinfektion und bei Kopfschmerzen. Gegen Husten empfiehlt sich Korianderhonig: Dazu zerstoßen Sie 1 Esslöffel Koriandersamen im Mörser und rühren 50 Gramm Honig hinein. Nach Bedarf mehrmals täglich langsam auf der Zunge zergehen lassen.
Bei Verdauungsbeschwerden nehmen Sie dreimal täglich 20 Tropfen selbst gemachte Koriandertinktur aus Samen ein (zur Herstellung von Tinkturen → Seite 26).
Sie können Ölziehen mit Koriandersamenöl, das es fertig zu kaufen gibt. Nehmen Sie mehrmals pro Woche 1 Esslöffel Öl in den Mund, und ziehen Sie das Öl drei Minuten hin und her durch die Zähne. Das Öl anschließend ausspucken. Das Ölziehen mit Korianderöl wirkt Ablagerungen auf den Zähnen entgegen. Um Mundgeruch zu bekämpfen, kauen Sie Koriandersamen. Cineol und Thymol, die dafür zuständigen Bestandteile im Koriander, sind auch Bestandteil von Mundspülungen. Der Saft aus frischen Blättern hilft bei Hautausschlägen und Allergien. Einfach einen Wattebausch in den Saft tunken und die Stellen betupfen.

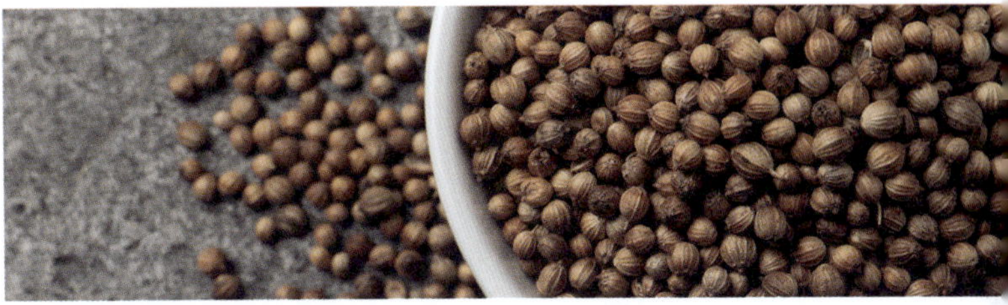

Koriandersamen

Ideen für die Küche

Koriandergrün und Koriandersamen kann man vielfältig in der Küche einsetzen. Ich verwende die Blätter in Smoothies, gern in Kombination mit Gurke und Zitronenmelisse. In Gemüsesuppen mit Tofu ist Koriandergrün ein Highlight. In asiatischen Gewürzmischungen finden sich oft Koriandersamen und getrocknete Blätter. Die Samen geben selbst gebackenem Brot eine besondere Note. Kartoffel- und Pilzgerichte mit Koriandergrün schmecken fein exotisch.

Im eigenen Garten oder auf dem Balkon

Koriander ist einjährig und kann vom Frühjahr bis zum Sommer immer wieder ausgesät werden, um frisches Koriandergrün ernten zu können. Er wächst 30 bis 60 Zentimeter hoch und ist recht pflegeleicht. Er liebt die Nachbarschaft mit Anis. Wenn die Samen braun und hart sind, können sie geerntet werden.

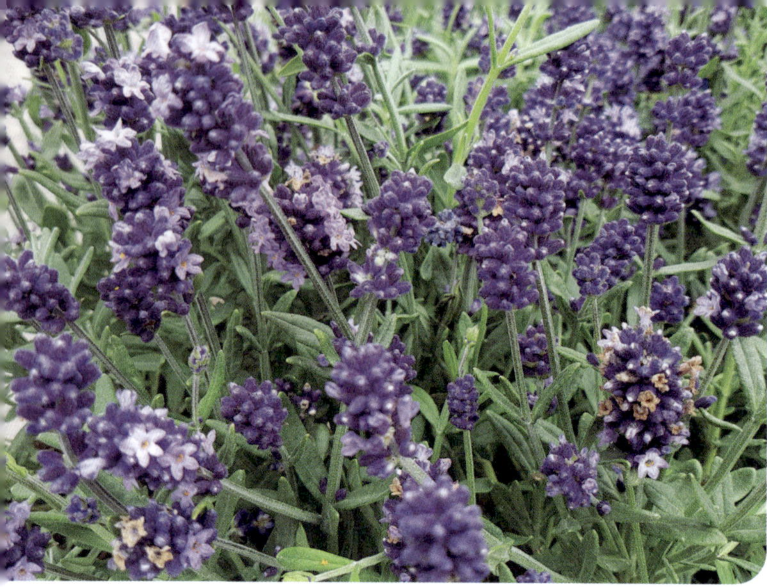

LAVENDEL Das Heilkraut für innere Ruhe und mehr

Lavendel ist ein wunderbar duftendes und lila blühendes Küchenkraut, es schenkt uns ein Stück Mittelmeer. Lavendel enthält in Blüte und Kraut Flavonoide, Tannine, Gerbstoffe und ätherische Öle, die für den wohltuenden Duft verantwortlich sind. Die Heilwirkungen sind vielseitig und betreffen Körper und Seele.

Ein bisschen was zur Geschichte

Der Lavendel stammt ursprünglich aus dem westlichen Mittelmeerraum. Wer hat nicht schon Bilder gesehen von den riesigen Anbaugebieten in der südfranzösischen Provence! Die alten Ägypter balsamierten mit Lavendelöl ihre Toten ein und verwendeten es für die Parfumherstellung. Als man das Grab von Tutanchamun 1922 öffnete, verströmten einige Salbengefäße noch Lavendelduft.[26] Zwar kannten auch die alten Römer die Pflanze, verwendeten sie aber nur als Bade- und Waschmittelzusatz. Der lateinische Name *Lavandula angustifolia L.* kommt vom Lateinischen »lavare« für waschen. Die Bedeutung von »angustifolia« ist schmalblättrig. Seine Karriere als Heilpflanze begann für den Lavendel mit der Klostermedizin. In »Macer Floridus«, einem vielgelesenen Kräuterbuch aus dem Jahr 1070, wird Lavendel gelobt für seine schmerzstillende Wirkung, als Kraut gegen Blähungen und schmerzhafte Monatsblutungen.[27] Hildegard von Bingen (1098–1179) hielt zwar große Stücke auf den Lavendel, empfahl die Verwendung aber nur äußerlich bei Kopfläusen und zum Ausräuchern von Räumen, um böse (Krankheits-)Geister zu vertreiben.

Zur Biologie der Pflanze

Weitere Namen des Lavendels sind Spieke, Zöpfliblüten, Narden, Tabaksblüten oder Spikanard. Er kommt wild im Mittelmeerraum bis Dalmatien und Griechenland vor. Der Lavendelstrauch wird bis zu 1 Meter hoch. Der Wurzelstock ist stark verholzt, daraus treiben die verzweigten Äste senkrecht empor. Von ihnen gehen die steifen und aufrechten Zweige ab. Die Stängel sind mit zahlreichen kleinen, sehr schmalen und gegenständig angeordneten Blättern besetzt. Jung sind sie filzig grau, älter grün gefärbt. Die unteren Blätter sind beidseitig silbrig behaart. Der Blattrand ist glatt und meist zurückgerollt. Die schönen kleinen Blüten gehen im Juli und August auf und sind lebhaft blau-lila gefärbt. Sie sitzen auf den bis zu 60 Zentimeter langen Blütenstängeln, die Scheinquirle mit 6 bis 10 Blüten und eine Blütenähre bilden. Die Blüten verströmen einen betörend süßlichen Duft mit einer dezenten Bitternote – auch ihr Geschmack ist bitter – und werden kurz vor ihrer völligen Entfaltung geerntet. Aus ihnen wird durch Dampfdestillation das begehrte Lavendelöl gewonnen.

Inhaltsstoffe

Hauptwirkstoff des Lavendelblütenöls sind die ätherischen Öle. Im ätherischen Öl macht der Hauptwirkstoff Linalylacetat bis zu 60 Prozent aus und bestimmt die Qualität des Öls. In Lavendelblüten sind bisher mehr als vierzig Stoffe identifiziert worden, darunter Harze, Glykoside, Bitterstoffe, Saponine, Schleimstoffe und reichlich Gerbstoffe. Die Zubereitungen aus den Lavendelblüten haben antidepressive, angstlösende, entkrampfende und antiseptische Eigenschaften.

Positive Wirkungen auf die Gesundheit

Lavendelöl wirkt verdünnt als Insektenschutz, lindert Juckreiz und Schwellungen nach Insektenstichen und vertreibt Motten im Kleiderschrank. Innere und äußere Anwendungen regen den Stoffwechsel an, stärken schwache Nerven, lindern Hautentzündungen und helfen bei Rheuma. Lavendel hilft bei Blähungen, senkt einen zu hohen Blutdruck, belebt bei zu niedrigem, hilft bei Erkältungen wie auch bei Bronchitis, beruhigt und stärkt das Herz, hilft bei Kopf- und Bauchschmerzen, lindert Schmerzen bei Neuralgien, lässt Übelkeit verschwinden, lindert Angstzustände und verhilft zum leichten Einschlafen. Äußerlich angewendet regeneriert er die Haut, lässt Brandwunden schneller abheilen und hilft bei Furunkeln.

Was sagt die Wissenschaft?

Lavendelöl als Präparat (Silexan) wirkt effektiv gegen Angststörungen, wie eine randomisierte, doppelverblindete Studie der Universität Würzburg aus dem Jahr 2014 und eine weitere deutsche Studie aus dem Jahr 2010 ergeben haben.[28] Lavendelöl war dabei den gängigen Arzneistoffen Paroxetin, Pregabalin und Diazepam, die oft bei Angststörungen verabreicht werden, ebenbürtig. Gleichzeitig verbesserten sich auch weitere psychische Symptome der Patienten wie z. B. depressive Verstim-

mungen. Das Lavendelöl-Präparat wurde sehr gut vertragen, und auch nach dem Absetzen nach zehn Wochen gab es keine Entzugserscheinungen.
In einer placebokontrollierten Studie wurde die antidepressive Wirkung einer Lavendeltinktur bei Patienten mit einer leichten und mittelschweren Depression nachgewiesen.[29] Dabei wurden die Wirkungen der Tinktur und des Antidepressivums Imipramin miteinander verglichen. Als besonders wirksam erwies sich eine Kombination der beiden Stoffe, aber auch alleinige Anwendung der Lavendeltinktur zeigte eine antidepressive Wirkung.
Eine Studie aus dem Jahr 2019 mit 2012 Patienten mit Schlafstörungen ergab, dass das Präparat Silexan aus Lavendelöl bei Schlafstörungen hilft und die Schlafqualität der Probanden verbessert.[30] Die Forscher machen für diese Wirkung vor allem die angstlösende Wirkung von Lavendelöl verantwortlich.
Lavendelöl bewirkt außerdem, dass die Wundheilung bei einem Dammschnitt wesentlich schneller voranschreitet als bei dem üblichen dafür verwendeten Medikament Betadin.[31] Die Frauen, die mit Lavendelöl behandelt wurden, hatten weniger Schmerzen und weniger oft Rötungen und Entzündungen als die Vergleichsgruppe.
Eine weitere Studie aus dem Jahr 2019 belegte, dass Lavendelöl dank der enthaltenen Kaffeesäure, einem Polyphenol, und dem Flavonoid Luteolin das Gehirn vor dem Angriff freier Radikaler schützt sowie Entzündungsprozesse im Gehirn hemmt und daher bei neurodege-

nerativen Erkrankungen eine Behandlungsmöglichkeit darstellt.[32]

Anwendungen

Für einen Lavendeltee übergießt man 1 Teelöffel der getrockneten Blüten mit kochendem Wasser und lässt den Aufguss einige Minuten ziehen. Davon trinkt man 2 bis 3 Tassen täglich. Indikationen sind Nervosität, Nervenschmerzen, Juckreiz bei Hautentzündungen, Verdauungsstörungen oder Rheuma.
Für ein nervenstärkendes Lavendelbad lässt man 100 Gramm Lavendelblüten in 1 Liter Wasser eine Viertelstunde kochen, seiht sie ab und gibt den Sud dem Vollbad zu. Der Kräuterpfarrer Sebastian Kneipp empfahl dreimal täglich 5 Tropfen Lavendelöl verdünnt in Flüs-

Lavendeltee bringt Ruhe ins Leben.

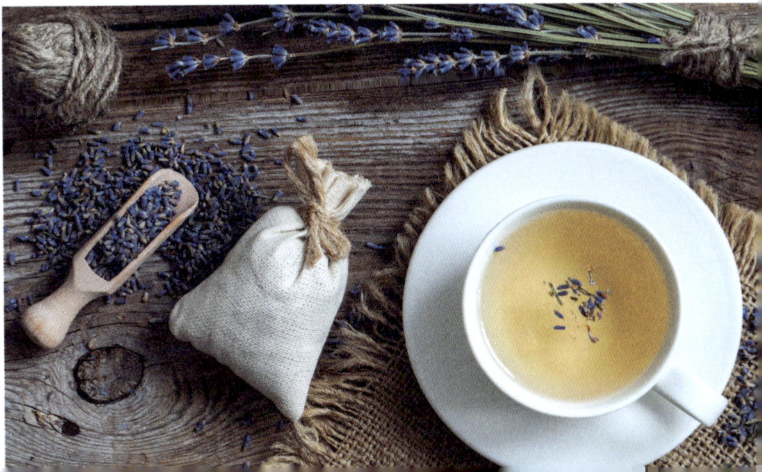

sigkeit bei Blähungen, Kopfschmerzen, Appetitlosigkeit und Verdauungsbeschwerden.[33] Ein Ölauszug der Blüten ist ein gutes Hautpflegemittel. Eine Ölkompresse hilft bei Arthrose, lindert Entzündungen, dämpft Schmerzen und fördert die Durchblutung. Lavendelessig können Sie als Tonikum zur Reinigung der Gesichtshaut verwenden. 10-prozentiges Lavendelöl aus der Apotheke hilft als Brustwickel bei Herzrhythmusstörungen. Bei Kopfschmerzen tut eine Kompresse mit Lavendelöl auf der Stirn oder Lavendelöl in der Duftlampe wohl. Bei Brandwunden hilft eine Lavendelkompresse mit Tee.
Zur Linderung von Erkältungen können Sie es mit einem Gesichts-Dampfbad probieren (→ Seite 23).
Ein Lavendelkissen, selbst gemacht (einfach getrocknete Lavendelblüten in ein Stoffsäckchen geben und zunähen) oder gekauft, hilft beim Einschlafen und verbessert die Schlafdauer und -qualität. Alternativ können Sie ein paar Tropfen ätherisches Lavendelöl aufs Kopfkissen träufeln.

Ideen für die Küche

Lavendel hat einen sehr intensiven und daher dominierenden Geschmack und ist in der Küche nur sparsam einzusetzen, als Deko ist er aber gern gesehen. In Süßspeisen wie Kekse, Vanilleeis oder Vanillepudding bringen Lavendelblüten ein ganz besonderes Aroma hinein. Ein paar Lavendelblüten im grünen Smoothie finde ich lecker, aber das ist natürlich Geschmackssache.

Im eigenen Garten oder auf dem Balkon

Lavendel ist eine pflegeleichte, anspruchslose winterharte Pflanze und liebt die Sonne. Als Nachbar von Nutzpflanzen und Rosen hält Lavendel Blattläuse sowie Wanzen und Ameisen fern. Die Blüten werden kurz vor dem vollständigen Aufblühen geerntet – etwa 10 Zentimeter unterhalb der Blüten. Hängen Sie die Lavendelsträuße kopfüber an einem schattigen und trockenen Ort auf. Nach etwa vierzehn Tagen können Sie die Blüten abstribbeln und in luftdicht verschließbaren Behältern aufbewahren. Schon das Schnuppern am Lavendel auf Fensterbank oder Balkon beruhigt Herz und Nerven auch außerhalb der Blühsaison. An einem Lavendelstrauch werden Sie viele Jahre Ihre Freude haben.

Auch Schmetterlinge lieben das duftende Kraut.

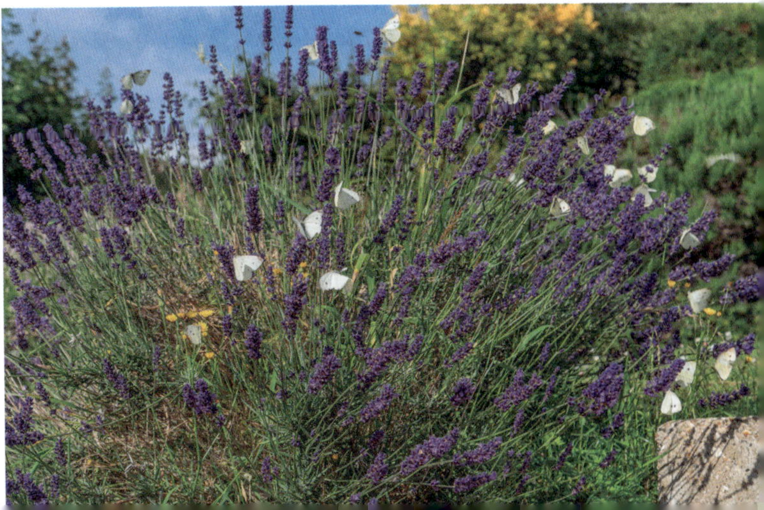

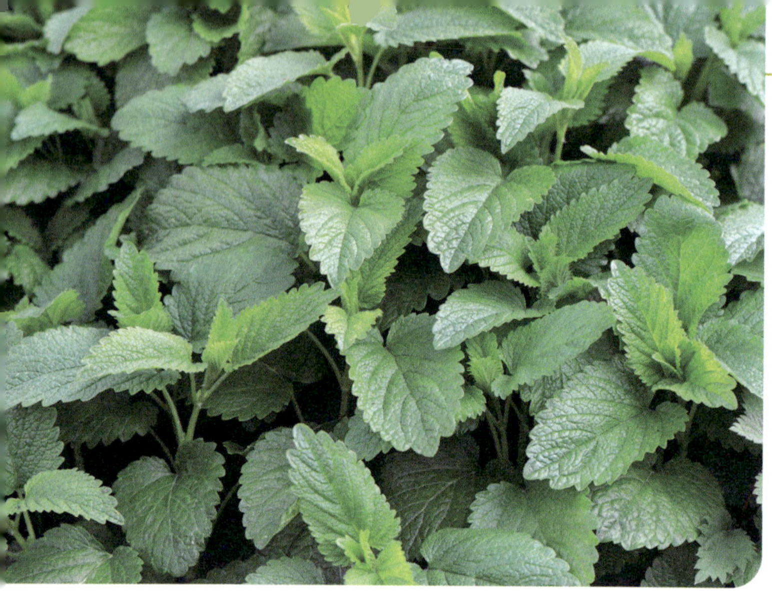

MELISSE Potente Heilpflanze mit Zitrusduft

Melisse enthält als ätherisches Öl vor allem Citral; dem entsprechend zitronigen Duft und Geschmack hat *Melissa officinalis L.* auch den Namen Zitronenmelisse zu verdanken. Wegen ihrer Vielseitigkeit und Wirksamkeit wurde die Zitronenmelisse schon 1988 zur »Arzneipflanze des Jahres« gekürt.

Ein bisschen was zur Geschichte

Die Melisse kommt ursprünglich aus der Mittelmeerregion. Das altgriechische Wort »meli« heißt Honig und weist darauf hin, dass Melisse früher als Bienenweide genutzt wurde. Im alten Ägypten wurde Wein mit Kräutern wie Melisse, Koriander, Minze oder Salbei versetzt, um ihn als Medizin zu nutzen und Heilwirkungen zu erzielen.[34] Die Ärzte Plinius der Ältere (23–79 n. Chr.) und sein Zeitgenosse Dioskurides schätzten die Melisse als Heilkraut. Dioskurides empfahl die Melisse als Klistier bei Darmproblemen. Plinius verwendete den frischen Pflanzensaft vermischt mit Honig gegen den Grauen Star und bei Hysterie. Im Mittelalter war Melisse weitverbreitet; Karl der Große (747–814) ordnete ihren Anbau in jedem Klostergarten an, und Hildegard von Bingen nannte sie »Binsuga« und schätzte ihre wohltuenden Wirkungen zur Stärkung und Erfreuung des Herzens – »Dieses Mittel macht das Herz fröhlich!« –, sowie für angenehme Träume und guten Schlaf. Sie empfahl das Kraut, um die Stimmung aufzuhellen. Paracelsus (1493–1541) schätzte besonders die positive Wirkung der Melisse auf Herz und Kreislauf. 1611 haben die Schwestern des Karmeliterordens Melissengeist als »Eau de Carnes« für Karl V. von Frankreich (1338–1380) gegen drohende Erkältungen und Magen-Darm-Probleme entwickelt und in Paris eingeführt. Etwa 150 Jahre später entstand der noch immer sehr beliebte Klosterfrau-Melissengeist.[35] Wer empfindlich auf Alkohol reagiert, sollte allerdings alkoholfreie Melissenprodukte wählen; das Gleiche gilt natürlich für Kinder und Jugendliche.

Zur Biologie der Pflanze

In der Gattung *Melissa* gibt es nur vier Arten, wovon die Zitronenmelisse in Europa, Nordafrika und Südwestasien bis Zentralasien verbreitet ist. Melisse gehört zur Familie der Lippenblütler und wird bis zu 80 Zentimeter hoch. Der Volksmund kennt unglaublich viele Bezeichnungen und nennt sie auch Darmgichtkraut, Frauenwohl, Bienenkraut, Bienenfang, Bienensaug, Immenblatt, Immenchrut, Gartenmelisse, Englische Brennnessel, Herzbrot, Herztrost, Honigblum, Limonikraut, Mutterkraut, Mutterwurz, Nervenkräutel, Riechnessel, Pfaffenkraut, Zahnwehkraut, Zitronenkraut oder Zitronella.

Die Pflanze ist mehrjährig und winterhart. Sie bildet ein sogenanntes Rhizom bzw. Sprossachsensystem, kurze unterirdische Ausläufer, von denen die eigentlichen Wurzeln und oberirdischen Pflanzenteile abgehen. Im März fängt sie an zu sprießen. Ihre hellgrünen Blätter wachsen an vierkantigen Stängeln, die eiförmig und am Rand gezackt sind. Sie erinnern in der Form an Pfefferminzblätter. Ab Ende Juni bis in den August zeigen sich kleine weiße, blass rosafarbene oder rötliche bis gelbliche honigsüß duftende Lippenblüten, die als sogenannte Scheinquirle zusammenstehen. Man erntet die jungen Blätter und Triebe vor der Blüte. Die Blüten sind eine hervorragende Bienen- und Wildbienenweide, Melissenhonig gilt als Delikatesse.

Inhaltsstoffe

Für die gesundheitlichen Wirkungen der Melisse sind hauptsächlich ihre ätherischen Öle verantwortlich, die durch Wasserdampf-Destillation gewonnen werden, aber auch bei schonender Trocknung der Blätter erhalten bleiben. Das Melissenblatt enthält Flavonoide wie Quercetin, Rhamnocitrin und Luteolin, Polyphenole wie Rosmarinsäure und Kaffeesäure, Monoterpenoide, Glycoside, Triterpene wie Ursolsäure und Oleanolsäure, Tannine und ätherische Öle wie Citral und Menthol. Rosmarinsäure ist das dominante Polyphenol. Melisse gehört zu den polyphenolreichsten Pflanzen überhaupt. Im ätherischen Öl wurden dreiunddreißig Bestandteile identifiziert. Die Hauptbestandteile hiervon sind Citronellol mit 14 Prozent, Isogeraniol mit 4 Prozent, Geraniol mit 10 und Nerol mit 5 Prozent.[36] Die Zitronenmelisse enthält außerdem Bitterstoffe, Glykoside, Gerbsäuren, Chlorogensäure, Thymol, Harze, Saponine, Schleim- und Mineralstoffe. Für die antivirale Wirkung sind vor allem Kaffeesäure, Rosmarinsäure und Ferulsäure verantwortlich.

Ätherisches Melissenöl ist sehr teuer, weil die Duftstoffe flüchtig sind. Das »Indische Melissenöl« ist wesentlich preiswerter und wird aus dem ähnlich duftenden indischen Zitronengras *Cymbopogon flexuosus L.* gewonnen, hat aber mit der Melissenpflanze nichts zu tun. Dasselbe gilt für das javanische Citronellaöl *Cymbopogon winteriranus L.* Auch dieses Öl enthält andere Inhaltsstoffe als die Melisse und ist in seiner Wirkung wesentlich schwächer. Achten Sie bitte auf den lateinischen Namen *Melissa officinalis L.*

Positive Wirkungen auf die Gesundheit

Melisse hat eine ausgleichende, beruhigende und stärkende Wirkung auf Körper und Seele. So findet sie sich in vielen Naturkosmetik-Produkten wie Gesichtscremes, Körperölen und Badezusätzen, die eine harmonisierende und beruhigende Wirkung auf das Hautbild zum Ziel haben. Hautunreinheiten werden verbessert, trockene Haut wird gut genährt und entspannt. Aufgrund der stark antioxidativ wirkenden Rosmarinsäure haben Melissenblätter eine antimikrobielle und antivirale Wirkung. Extrakte werden daher unter anderem zur Behandlung von Herpes simplex eingesetzt, dem Lippen- und Genitalherpes. Auch bei Erkältungskrankheiten und selbst bei Asthma und Kreislaufschwäche ist Melisse wirksam. Wegen ihrer harmonisierenden und beruhigenden Wirkung wird sie vom europäischen Dachverband der nationalen Gesellschaften für Phytotherapie (ESCOP) zur Anwendung bei nervösen Herzbeschwerden, Schlafstörungen, Reizbarkeit und Unruhe empfohlen. Melisse hilft außerdem bei Verdauungsproblemen und Magen-Darm-Krämpfen. Die Wirkungen bei Störungen des Magen-Darm-Trakts, mit leichten Krämpfen verbunden, und bei Einschlafstörungen wird von der »Kommission E« des Bundesinstituts für Arzneimittel und Medizinprodukte bestätigt. Melisse lindert Kopfschmerzen, Menstruationsbeschwerden sowie Wechseljahresbeschwerden wie zum Beispiel Hitzewallungen.

Was sagt die Wissenschaft?

Zahlreiche Studien belegen die Wirkung der Zitronenmelisse auf Körper und Seele. Das ätherische Öl in Kapselform wirkt günstig bei Depressionen, Ängsten, Stress und Schlafproblemen.[37] Bei freiwilligen Probanden, die unter Angststörungen und Schlafproblemen litten, verbesserten sich die Symptome signifikant[38]; in einer Stresssituation verringerte sich die Ausschüttung von Stresshormonen.[39] Patienten, die einen Herzinfarkt erlitten hatten, bekamen über zwei Monate täglich einen Melissenextrakt. Symptome wie Depression, Ängste und Stress gingen in der Melisse-Gruppe im Vergleich zur Placebo-Gruppe signifikant zurück. Die Schlafqualität, die Schlafdauer und die Schlafeffizienz verbesserten sich.[40] In einer Doppelblind-Studie wurden achtzig Herz-Patienten, die sich einer Bypass-Operation unterziehen mussten, mit 500 Milligramm Melisse-Trockenextrakt oder einem Placebo behandelt. Die Melisse-Gruppe hatte gegenüber der Placebo-Gruppe deutlich weniger Angst vor der Operation und eine signifikant bessere Schlafqualität.[41]

Zwanzig gesunde junge Erwachsene bekamen verschieden hohe Dosen von getrockneten Melisseblättern in Kapseln oder ein Placebo. Das Gedächtnis verbesserte sich signifikant, ebenso auch die Stimmung und innere Ruhe der Studienteilnehmer. Am effektivsten erwies sich die höchste Dosis von 1600 Milligramm.[42] Die Forscher erklären dies mit der Wirkung von Melisse auf eine Anzahl von Neurotransmitter-Systemen. Eine placebokontrollierte Doppelblind-Studie untersuchte, wie Aromatherapie mit Melissenöl auf schwer an Demenz Erkrankte wirkt: Innerhalb von vier Wochen waren die Patienten weniger unruhig als in der Placebo-Gruppe, weniger sozial zurückgezogen, und sie engagierten sich mehr in konstruktiven Aktivitäten als die Vergleichsgruppe.[43]

Eine Übersichtsstudie aus dem Jahr 2017 gibt einen Eindruck vom vielfältigen Wirkspektrum der Pflanze. Die Wirkung von Melisse als Antioxidans ist eindrucksvoll. In einer Vergleichsstudie mit zweiunddreißig Pflanzenarten hatte Melisse die höchste Konzentration an antioxidativ wirkenden Polyphenolen und Flavonoiden. Die Inhaltsstoffe des Blattes und des ätherischen Öls wirken gegen gramnegative und grampositive pathogene Bakterien. Kaffeesäure, Rosmarinsäure und Ferulsäure wirken antiviral gegen Herpes-simplex-Viren Typ 1 und Typ 2. Ätherisches Melissenöl erwies sich bei Lippenherpes als ebenso wirksam wie Acyclovir. Melisse hilft, Entzündungen auszubremsen und damit zusammenhängende

Schmerzen zu lindern. Koliken bei gestillten Säuglingen verbesserten sich in nur einer Woche signifikant. In einer Studie mit Kindern unter zwölf Jahren, die unter massiven Schlafstörungen litten, waren die Ergebnisse der Melisse-Gruppe überzeugend; Schlafprobleme und Stresssymptome gingen signifikant zurück.[44]
Eine weitere Studie beschäftigt sich mit dem antiviralen Potenzial der Pflanze.[45] Viele antivirale Medikamente haben gravierende Nebenwirkungen, und viele Viren entwickeln dagegen schon Resistenzen. Ein Melissenextrakt erwies sich gegen den SARS-CoV-2-Virus als wirksam, dem Verursacher der Corona-Erkrankung. Melissenöl ist in der Lage, das Spike-Protein und die virale Hauptprotease zu binden und zu deaktivieren. Auch gegen Enterovirus-71, ein Virus, das zu potenziell gefährlichen Darmerkrankungen führt, war die Rosmarinsäure in Melisse während sämtlicher Phasen der Infektion wirksam. Dasselbe betrifft HIV-Viren, Influenza-Viren und jede Art von Herpes-simplex-Viren. Melisse erwies sich auch wirksam gegen Herpes-zoster-Viren, die Verursacher der schmerzhaften Gürtelrose, und Adenoviren. Die Forscher empfehlen, Melisse als alternatives Therapeutikum für viral bedingte Krankheiten wie COVID-19 zu testen. Zurzeit wird als neue mögliche Virusepidemie die Vogelgrippe ins Gespräch gebracht, weil in den USA Vogelgrippeviren auf Kühe übergesprungen sind. Schützen Sie sich prophylaktisch mit Melisse, Salbei, Zistrose & Co!

Anwendungen

Abends hilft Melissentee, leichter abzuschalten und einzuschlafen. Morgens oder bei Müdigkeit getrunken entfaltet er jedoch eine belebende und erfrischende Wirkung. Melissentee lindert Menstruationsbeschwerden, die Symptome eines Reizmagens, hilft beim prämenstruellem Syndrom und beeinflusst Wechseljahresbeschwerden günstig. Melisse enthält Phytoöstrogene (Isoflavone), die den Hormonspiegel harmonisieren und den Abbau von Stresshormonen fördern. Melissentee eignet sich für Umschläge und Kompressen bei Insektenstichen, Blähungen, Magenschmerzen, Darmkrämpfen, Darmträgheit, Milchstau bei stillenden Müttern, Geschwüren und Blutergüssen. Eine Melissentinktur hilft innerlich bei Herz- und Kreislaufproblemen und äußerlich – 1:1 verdünnt mit Wasser – bei Herpes und Fußpilz.

Bei Kopfschmerzen diese Verdünnung in die Schläfen einmassieren.

Entspannend wirken ein abendliches Melissenbad oder eine Duftlampe mit dem hochpreisigen echten ätherischen Melissenöl. Dieses hilft auch bei Lippenherpes; außerdem hat sich bei Herpes der hochkonzentrierte Melissenextrakt Lomaherpan® (Apotheke) bewährt. Alternativ kann man Melissenblätter fein hacken, in einem sauberen Geschirrhandtuch ausdrücken und den Pflanzensaft mit einem Wattebausch mehrmals täglich

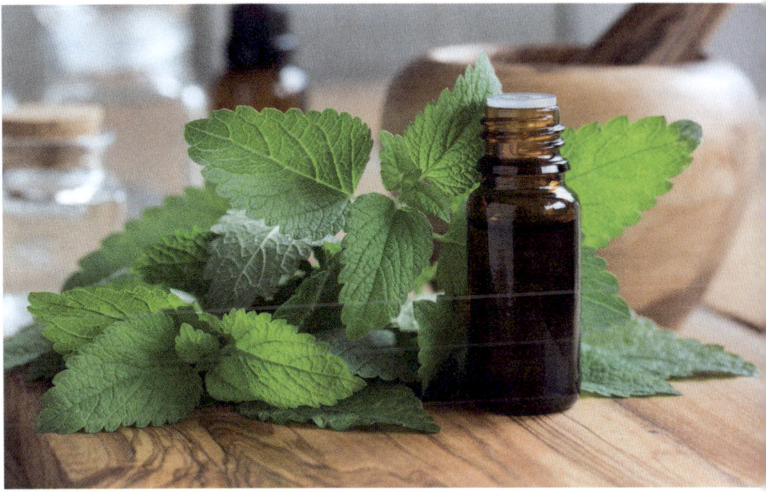

Melissenöl ist vielseitig einsetzbar.

auftragen. Prophylaktisch hilft ein Lippenschutzstift mit Melisse (Apotheke).
Für den inneren Gebrauch werden zweimal täglich maximal 4 Tropfen ätherisches Melissenöl in lauwarmem Tee oder mit Honig eingenommen. Das hilft bei Blähungen und wirkt beruhigend, antibakteriell und antiviral.
Gegen Unruhe bei Demenzerkrankten hat sich Aromatherapie mit Melissenöl und Ölwickel bewährt. Dafür kann man tropfenweise das fertige Melissenöl von Wala nehmen oder 1 Teelöffel selbst hergestellten Melissenöls. Bei sprödem und strapaziertem Haar können Sie 2 Esslöffel Melissenessig in 1 Liter Wasser auflösen und als Haarspülung verwenden. Nicht nachspülen.

Ideen für die Küche

Zitronenmelisse passt zu süßen, aber auch zu herzhaften Speisen wie Kartoffel- und Gemüsegerichten, Tsatsiki oder hellen Soßen. Mit den Blättern können Sie Getränke und Desserts dekorieren. Melisse verleiht jedem Smoothie eine frische, zitronige Note und wertet ihn geschmacklich und gesundheitlich auf.

Im eigenen Garten oder auf dem Balkon

Melisse gehört zu den Kräutern, die am leichtesten anzubauen sind, und ist daher ideal für Anfänger. Diese winterfeste und robuste Heilpflanze wächst so üppig und verbreitet sich so effektiv, dass einige Gärtner sie als Unkraut betrachten. Sie können Melisse in Töpfchen aussäen. Wenn sie etwa 10 Zentimeter groß ist, können Sie die Pflänzchen auspflanzen. Melisse liebt warme geschützte Orte. Ernten Sie die Blätter vor der Blüte, während der Blüte schmecken sie etwas unangenehm. Wer Zitronenmelisse im Beet hat, dessen Garten wird während der Blüte zum Bestäubermagnet. Sie können die Pflanze nach der Blüte zurückschneiden, damit sie erneut und buschiger austreibt. Lassen Sie aber einige Stiele stehen, die Samen sind ein beliebtes Vogelfutter für Kernbeißer, Gimpel & Co.

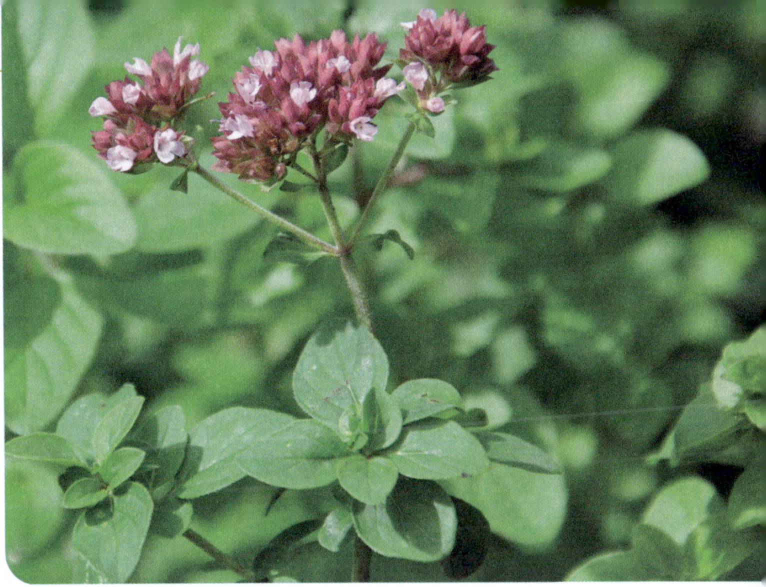

OREGANO/WILDER MAJORAN

Als Heilkraut unterschätzt

Oregano, auch Dost oder Wilder Majoran genannt, ist nicht nur ein beliebtes Küchenkraut zum Würzen von Pizza, Pasta und Co. – vielen Menschen ist gar nicht bewusst, welch potente Heilpflanze da in ihren Gärten wächst. Auf Sardinien ist Tee aus Oreganokraut ein typisches Getränk der Einheimischen; auf der italienischen Insel leben besonders viele Hundertjährige, sie gilt daher als sogenannte »Blue Zone« (d. h. als Region,in der die Menschen überdurchschnittlich alt werden). In einem interessanten Youtube-Video erfahren Sie mehr über die Kraft des Oreganos als natürliches Antibiotikum.[46]

Ein bisschen was zur Geschichte

Oregano gehört zu den antibakteriell wirkenden Pflanzen oder Phytobiotika, die schon seit Jahrtausenden eingesetzt werden. Auch im alten Griechenland wurde er als Heilpflanze verwendet, unter anderem äußerlich zur Wundheilung, wie der griechische Arzt und Pharmakologe Pedanios Dioskurides in seinem Werk »Materia medica« aus dem ersten Jahrhundert nach Christus dokumentierte.[47] Er hatte als Militärarzt häufig Wundversorgungen durchzuführen. Hippokrates von Kos nutzte die Pflanze schon etwa 500 Jahre vor Dioskurides zur Heilung von Hämorrhoiden und zur Einleitung von Geburten.[48]

Zur Biologie der Pflanze

Die botanische Origanum-Gattung umfasst etwa 40 Pflanzen. Dazu zählen der heimische Dost oder *Origanum vulgare* und der griechische Oregano mit weißen Blüten, *Origanum vulgare subsp. Viridulum* – das klassische Pizzakraut –, und auch der Echte Majoran, *Origanum majorana*. Der bei uns häufig wild wachsende Oregano bzw. Dost ist dabei der heilkräftigste. Oregano gehört zu den Lippenblütlern und ist eine Staude, die bis zu 50 Zentimeter hoch wächst. Die Stängel sind vierkantig und rötlich angefärbt. Die behaarten Blätter sind breit und gegenständig angeordnet. Hält man ein

Blatt gegen das Licht, sieht man die vielen Öldrüsen, ein Reservoir an ätherischen Ölen. Die weißen bis rosa-violetten Blüten stehen in trugdoldigen Rispen. Den Namen »Wilder Majoran« verdankt er seiner nahen Verwandtschaft zum Majoran, wobei Oregano deutlich heilkräftiger ist.
Oregano ist in ganz Mitteleuropa auf Kalk- und Kiesböden heimisch. Als »Bergglanz« ziert der wild wachsende Oregano Griechenlands karge Hänge. Ernten Sie Oregano, wenn er blüht, dann enthält er die meisten Wirkstoffe. Trocknen Sie ihn als Vorrat. Im Gegensatz zu vielen anderen Küchenkräutern – auch dem Verwandten Majoran – wird Oregano mitgekocht.

Die Inhaltsstoffe

Oregano enthält bis zu 1,5 Prozent ätherische Öle. Der Hauptbestandteil ist das Terpen Carvacrol, in einigen Chemotypen überwiegt jedoch Thymol. Diese beiden Phenole sind auch geruchsbestimmend. Im ätherischen Öl von Oregano können auch Gamma-Terpinene und p-Cymol (Camphogen) enthalten sein. Sowohl Carvacrol als auch Thymol haben eine starke antibiotische und fungizide – also pilzabtötende – Wirkung, Carvacrol wirkt auch antiviral, unter anderem gegen Noroviren.[49]
Neben dem ätherischen Öl enthält Oregano Flavonoide wie Apigenin, Rosmarinsäure und Vanillinsäure, Triterpene wie Oleanolsäure sowie Tannine (Gerbstoffe).

Positive Wirkungen auf die Gesundheit

Als Tee oder ggf. in Pulverform wird Oregano bei Magen-Darm-Problemen und Atemwegsbeschwerden eingesetzt, aber auch bei Harnwegsentzündungen und rheumatischen Beschwerden sowie zum Gurgeln bei Mundschleimhaut- und Halsentzündungen. Die Gerbstoffe in der Pflanze haben eine zusammenziehende Wirkung auf Haut und Schleimhäute und verhindern damit ein Eindringen von Bakterien und Giftstoffen. Innerlich und äußerlich wirkt Oregano antimykotisch gegen pathogene Pilze, zum Beispiel gegen den Darm- und Genitalpilz *Candida albicans* oder gegen Fuß- und Nagelpilz. Oregano hilft bei Blasenentzündungen, bei nervösen Unruhezuständen und wirkt als Tee oder in der Duftlampe stimmungsaufhellend – das griechische »ganos« steht für Freude. Die starke antioxidative Wirkung von Oregano beruht vor allem auf Rosmarinsäure, die dazu antibakterielle, entzündungshemmende und antivirale Eigenschaften besitzt.[50]

Was sagt die Wissenschaft?

In einer Untersuchung wurde festgestellt, dass das antioxidative Potenzial von Oregano in erster Linie auf die Polyphenole zurückzuführen ist, wie schon erwähnt vor allem Rosmarinsäure, dann folgen Luteolin, Chicoréesäure, Cumarin und Quercetin. Die gesundheitlichen

Vorzüge der Pflanze, wie die Diabetesprophylaxe sowie die antiviralen, krebsvorbeugenden und antientzündlichen Eigenschaften, sehen die Forscher in diesem Zusammenhang.[51] In einer Untersuchung aus dem Jahr 2019 wurde die Wirkung von Oreganoextrakt und -öl auf die Konservierung von Lebensmitteln und für die Gesundheit im Magen-Darm-Bereich untersucht: Oregano zeigte sich effektiv in der Haltbarmachung von Lebensmitteln wie Trockenfleisch (was übrigens schon im alten Rom bekannt war) und verbesserte gleichzeitig die Darmgesundheit der Konsumenten, da die Polyphenole in Oregano antientzündlich wirken.[52]
Ein Update der bioaktiven Wirkungen von Oregano stellten die Forscher Pezzani, Vitalini und Iriti von der Universität Mailand zusammen. Im Fokus standen die Antikrebswirkung, die antientzündliche und antioxidative Wirkung und die gegen pathogene Keime jeder Art. Krebs ist die zweithäufigste Todesursache in den westlichen Industrieländern. Rosmarinsäure und weitere Polyphenole begünstigen ein Selbstmordprogramm der Krebszelle, behindern deren Wachstum und ihre Vermehrung. Dabei wirken die Inhaltsstoffe von Oregano selektiv, das heißt, nur auf Krebszellen, nicht auf normale Körperzellen. Im Tierversuch wurden das Auftreten von Krebs in der Oregano-Gruppe gegenüber der Vergleichsgruppe um 55 Prozent und die Tumorgröße um 44 Prozent reduziert. Oreganoextrakte und -öl erwiesen sich als wirksam sowohl gegen pathogene gramnegative

als auch gegen grampositive Bakterien sowie gegen multiresistente *Escherichia-coli*-Kulturen. Das Wachstum von *Candida-albicans*-Pilzen und Schimmelpilzen wie *Aspergillus flavus* wurde signifikant reduziert. Auch gegenüber Hepatitis-A- und anderen Viren waren Extrakte aus Oregano wirksam.[53]

In einem Test, dem fast hundert Pflanzenmitglieder der Minzfamilie unterzogen wurden, war das »Pizzakraut« Oregano dasjenige, das insgesamt die höchste antioxidative Wirkung von allen untersuchten Pflanzen hatte.[54]

Beim Öl einer Unterart von Oregano aus der Himalaja-Region wurde 2008 eine antimikrobielle Wirkung gegen antibiotikaresistente Krankenhauskeime MRSA festgestellt.[55]

Auch ein Extrakt des Krautes vom Wilden Oregano – *Origanum vulgaris herba* – zusammen mit Blättern einer Wildform der Schwarzen Johannisbeere zeigte eine bakteriostatische Wirkung gegenüber MRSA-Keimen.[56]

Multiresistente Krankenhauskeime sind ein großes Problem mit zunehmender Tendenz, man schätzt die jährlich dadurch verursachten Todesfälle auf mehr als 40 000 allein in Deutschland.[57] Eine Arbeit des Bundesinstituts für Risikobewertung ergab, dass bereits etwa 30 Prozent der Bevölkerung – darunter auch Krankenhauspersonal – MRSA-Keime auf der Haut und im Nasen-Rachen-Raum tragen, ohne es zu wissen.[58]

Von Dr. Pandalis gibt es Mundreinigungspastillen mit Extrakten aus Wildem Oregano und Wilder Johannisbeere unter dem Namen »Kremo 058®« in der Apotheke. Die starke antimikrobielle Aktivität sowohl gegenüber community-assoziiertem als auch hospital-assoziiertem MRSA wurde von Professor Dr. Jens-Martin Träder von der Universität Lübeck in einer Pilotstudie bestätigt. Nach nur drei Wochen waren alle mit MRSA belasteten Patienten MRSA-negativ, und dieser Effekt hielt auch nach zwölf Monaten noch an.[59] Der Extrakt aus Oregano und Blättern der Schwarzen Johannisbeere schützt durch seine Polyphenole auch vor Zahnerosion.[60]

Anwendungen

Oregano (und auch Majoran) lässt sich frisch oder getrocknet als Tee verwenden. Der milde Geschmack kommt in der Regel auch bei Kindern gut an. Oreganotee ist ein gutes Gurgelwasser bei Halsschmerzen. Man kann aus getrocknetem Oreganokraut auch ein Duftkissen herstellen, das man als Einschlafhilfe unters Kopfkissen legt. Das Aromaöl fördert einen gesunden Schlaf und wirkt stimmungsaufhellend.

Ideen aus der Küche

Oregano passt frisch wie getrocknet zu Kartoffel- und Kürbisgerichten, Eierspeisen, Nudeln, Pizza und Linsengerichten sowie Süßspeisen. Er macht Fettiges leichter verdaulich.

Mit einem Oreganozweig lässt sich Öl aromatisieren. Oder Sie können getrocknete Blüten und Blätter mit der Schale einer Biozitrone fein raspeln, mit grobem Steinsalz vermischen und als Kräutersalz verwenden.

Im eigenen Garten oder auf dem Balkon

Oregano wächst oft wild und liebt es sonnig, toleriert aber auch Halbschatten; unser heimischer *Origanum vulgaris* und auch der griechische Oregano *Origanum vulgare subsp. Viridulum* gelten als winterhart, sind zum Überwintern aber dankbar für einen Platz an der Sonne. Geschmack und Duft liegen irgendwo zwischen Majoran und Minze. Der etwas süßlich-lieblichere Echte Majoran *Origanum majorana* ist nicht frosthart, wird daher bei uns einjährig gezogen und im Mai ins Freiland gesät. Der »ausdauernde Majoran« *Origanum X majoricum* ist eine Kreuzung beider Pflanzen, der Geschmack liegt etwas mehr bei Majoran, und er ist wie unser heimischer Oregano winterhart. Pflanzzeit der Jungpflanzen ist April und Mai. Als eines von wenigen Kräutern gedeiht Oregano auf einem Südbalkon. Oregano ist ein wahrer Insektenmagnet und zieht neben Bienen, Wildbienen und Schwebfliegen vor allem Schmetterlinge an wie Schachbrettfalter, Schwalbenschwanz, Bläulinge oder den Purpurbär. Man könnte ihn als »Mini-Schmetterlingsbaum« betrachten. Oregano und Majoran bleiben auch während der Blüte aromatisch, Sie können die Blüten mit verwenden.

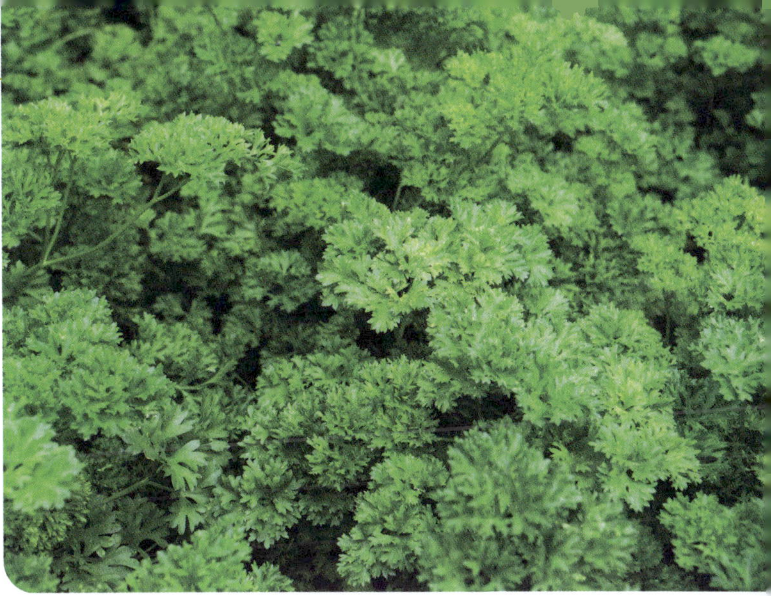

PETERSILIE Viel mehr als nur Dekoration

Petersilie gehört neben Schnittlauch wohl zu den bekanntesten und auch beliebtesten Küchenkräutern. Das Küchenkraut passt fast zu allen Gerichten als beliebte Dekoration und geschmackliches i-Tüpfelchen. Was viele aber gar nicht wissen: Petersilie ist eine Powerpflanze in Sachen Inhaltsstoffe und Heilkraft.

Ein bisschen was zur Geschichte

Wie die meisten unserer Küchenkräuter stammt die Petersilie ursprünglich aus der Mittelmeerregion. Allerdings wurde sie bereits in der Jungsteinzeit nördlich der Alpen kultiviert.[61] Im alten Griechenland wurde Petersilie als heilig betrachtet. Wettkampfsiegern der Isthmischen und Nemeischen Spiele wurden Kränze aus Petersilie übergeben – ein auch sonst beliebter Kopfschmuck. Die Pflanze stand bei den alten Griechen für Freude und Festlichkeit. Erst die Römer verwendeten Petersilie in der Küche. Daher finden wir die ersten schriftlichen Aufzeichnungen auch erst bei Plinius dem Älteren (23–79 n. Chr.).

Im Mittelalter avancierte Petersilie dann vom Küchen- zum Heilkraut. Petersilie wurde als Aphrodisiakum betrachtet. Die Hauptindikationen waren im Mittelalter Verdauungsstörungen jeder Art, Tripper sowie Harnwegserkrankungen. Hildegard von Bingen hielt große Stücke auf die Petersilie. Sie propagierte sie bei Magenproblemen, Nierensteinen, bei Fieber, bei Herz- und Milzschmerzen und äußerlich bei Lähmungen. Sie empfahl die Verwendung als Frischkost.

In der Neuzeit wurde Petersilie wieder als Küchenkraut beliebt und auch die Wurzel der Wurzelpetersilie *Petroselinum crispum var. Tuberosum* als schmackhaftes Gemüse geschätzt. Als Heilmittel geriet Petersilie in Vergessenheit, und das ist bis heute so. Am bekanntesten ist bei uns die Krause Petersilie *Petroselinum crispum var. Crispum*, aber auch die Glatte Petersilie oder Italienische Petersilie *Petroselinum crispum var. Neapolitanum* erfreut sich nicht nur im Mittelmeerraum und

Vorderen Orient, sondern auch bei uns zunehmender Beliebtheit.

Zur Biologie der Pflanze

Petersilie wird in der Schweiz Peterli genannt, in Deutschland sind die Bezeichnungen Peterle, Peterling, Silk, Bittersilch und Bockskraut verbreitet. Die Glatte Petersilie wächst kräftiger als die Krause und hat größere Blätter. Sie schmeckt aromatischer und besitzt einen höheren Gehalt an ätherischen Ölen und Vitamin C. Petersilie gehört zu den Schirm- bzw. Doldenblütlern. Das zwei- bis mehrjährige Kraut wächst je nach Sorte 30 bis 50 Zentimeter hoch. Aus den kleinen grünlichen Blüten entwickeln sich erst im zweiten Jahr im Herbst aromatische Früchte mit Samen. Die Blätter werden aber vor der Blüte geerntet, sonst werden sie bitter. Die kümmelähnlich aussehenden Samen enthalten Giftstoffe und sollten nicht gegessen werden. Wer das ganze Jahr Blätter ernten will, knipst einfach die Blütenstiele heraus. Beim Schneiden lässt man das Herz der Pflanze stehen, damit neue Triebe nachwachsen können. Am besten verwenden Sie Petersilie frisch, weil sie durch Trocknen und Einfrieren an Aroma einbüßt. Wurzelpetersilie – auch Knollenpetersilie oder Petersilienwurzel genannt – schmeckt süßlich-scharf, und ihr Aroma erinnert an Sellerie. Sie stammt von anderen Sorten ab als die Blattpetersilie und ist häufig Bestandteil von Suppengemüse.

Inhaltsstoffe

Petersilie enthält viel Vitamin C, B-Vitamine sowie Betacarotin, Eisen – 5,5 Milligramm pro 100 Gramm, Kalzium – 179 Milligramm pro 100 Gramm, Kalium – 811 Milligramm pro 100 Gramm, Magnesium – 44 Milligramm pro 100 Gramm, Mangan – 2,7 Milligramm pro 100 Gramm, Zink – 900 Mikrogramm pro 100 Gramm, Vitamin K – 790 Mikrogramm pro 100 Gramm und Folsäure. Außerdem ist sie reich an dem Flavonoid Apigenin und an Cumarin, einer bitteraromatischen bioaktiven Substanz. 10 Gramm Petersilie decken bereits den Vitamin-K-Tagesbedarf eines Erwachsenen. Petersilie enthält mit 160 Milligramm pro 100 Gramm mehr Vitamin C als Zitronen mit 50 Milligramm pro 100 Gramm. Nur 40 Gramm Petersilie decken den täglichen Vitamin-C-Bedarf eines Erwachsenen.

Die Blüten und Samen enthalten die ätherischen Öle Apiol und Mystericin, die harntreibend und krampflösend wirken. Apiol wird auch Petersilienkampfer genannt.

Wenn Sie in freier Natur eine Pflanze antreffen, deren Blätter aussehen wie Petersilie, lassen Sie sie bitte stehen. Es könnte sich um die giftige Hundskamille handeln, deren Blätter beim Zerreiben einen Geruch absondern, der an Urin erinnert. Wegen der Verwechslungsgefahr mit der Glatten Petersilie wurde die Krause Petersilie gezüchtet.

Positive Wirkungen auf die Gesundheit

Die ätherischen Öle in Petersilie fördern die Tätigkeit der Nieren und die Harnausscheidung. Petersilie stärkt also die Nierenfunktion und wirkt entwässernd. Daher werden sowohl Kraut als auch Wurzeln als Nierentee zum Durchspülen der Nieren, bei Harnwegsentzündungen, bei Reizblase und bei Nierengrieß empfohlen. Durch ihre Vitamine, ätherischen Öle und Mineralstoffe wirkt Petersilie nicht nur entwässernd, sondern auch blutreinigend und antibakteriell. Dank ihres hohen Vitamin-C-Gehalts hilft sie bei Frühjahrsmüdigkeit. Petersilie löst außerdem Schleim und fördert damit produktiven Husten bei Erkältungen. Petersilie ist ein Tonikum oder Stärkungsmittel. Die Verdauung wird angeregt und Verstopfung gelöst. Das Kraut löst Krämpfe und hilft bei Verdauungsstörungen, Bluthochdruck, Mundgeruch, Hautkrankheiten und Frauenbeschwerden. Äußerlich wird Petersilie bei Mückenstichen und Geschwüren verwendet. Petersilienöl hilft als Mückenschutz und bei Kopfläusen und Krätzmilben. Das Kauen frischer Blätter ist ein altes Hausmittel gegen Mundgeruch, weil es das Wachstum von pathogenen Bakterien hemmt.

Was sagt die Wissenschaft?

Über die Wirkung von gesundheitlich wertvollen Flavonoiden informiert Sie die Seite www.fet-ev.eu/flavonoide.

Petersilie steckt voller Flavonoide wie Luteolin, Apigenin, Chrysoeriol, Quercetin Isorhamnetin und Cosmosiin und Kaempferol.[62] Das größte Potenzial dieser Flavonoide liegt in ihrer Anti-Krebs-Wirkung. Zahlreiche Untersuchungen belegen die antimutagenen und krebsprophylaktischen Wirkungen der Flavonoide. Sie schützen die DNA vor Reaktionen mit aktivierten kanzerogenen Substanzen und induzieren den programmierten Zelltod der Krebszelle, die sogenannte Apoptose. Außerdem wirken sie als Radikalfänger und Chelatbildner für Metalle.
Flavonoide zählen zu den wirksamsten natürlichen Antioxidantien. Sie verringern das Risiko für Herz-Kreislauf-Erkrankungen, wirken entzündungshemmend, haben eine antithrombotische Wirkung, eine antibakterielle sowie eine blutzuckersenkende bei zu hohem Blutzucker.[63] Farzaei u.a. stellen fest: »Die Studie ergab, dass Petersilie eine nützliche und wichtige Arzneipflanze darstellt mit einer großen Bandbreite von erwiesenen, medizinisch belegten Wirkungen.« In einer Studie von E. L.-H. Tang u. a. wird die antioxidative, krebshemmende und DNA-schützende Wirkung von Petersilie untersucht.[64] Die Ergebnisse mit einem Petersilienextrakt waren überzeugend, sodass die Forscher den regelmäßigen Verzehr von Petersilie als Lebensmittel oder Nahrungsergänzungsmittel empfehlen.
Bei Magenschleimhautentzündung, hervorgerufen durch den Magenkeim *Helicobacter pylori*, zeigte sich Petersilie als signifikant wirksam.[65] Wenn Magenschleimhautent-

zündungen chronifizieren, kann sich Magenkrebs entwickeln. In einer Tierstudie konnte die Wirkung von Petersilie zur Verhinderung stressbedingter Magengeschwüre belegt werden.[66] Das antioxidative Verteidigungssystem der Magenschleimhaut wurde signifikant aktiviert, indem mehr Antioxidantien wie Superoxid-Dismutase, Glutathion und Catalase gebildet wurden.

Petersilie fördert die Urinausscheidung bei einer Blasenentzündung, beugt der Entstehung von Nieren- und Blasensteinen vor und konnte in Tierstudien sogar das Wachstum bestehender Steine hemmen und sie zur Auflösung bringen. Forscher machen für die Wirkung gegenüber oxalathaltigen Nierensteinen den hohen Chlorophyll- und Magnesiumgehalt der Petersilie verantwortlich.[67] Petersilie hilft bei Diabetes, da das Kraut den Blutzuckerspiegel günstig beeinflusst bzw. sinken lässt: Die Flavonoide Luteolin und Apigenin verbessern die Wirkung des Insulins, wodurch mehr Glukose aus dem Blut in die Zellen transportiert wird.[68]

Viele Heilwirkungen der eklatant unterschätzten Petersilie hängen mit der Fülle der Antioxidantien in der Pflanze zusammen. Eine Gruppe von Wissenschaftlern gab Gesunden täglich einige Petersilienblätter zu essen. Nach wenigen Wochen hatte sich der Antioxidans-Status bei allen signifikant erhöht.[69] Antioxidantien sind die natürlichen Gegenspieler von freien Radikalen, die an der Entstehung aller chronischen Erkrankungen und an verfrühten Alterungsprozessen beteiligt sind.

Anwendungen

Frisch gequetschte Petersilie gilt traditionell als Heilmittel bei Mücken- und Insektenstichen, blauen Flecken und Geschwüren. Alternativ hilft ein Tee aus den Samen in Form von Umschlägen – oder eine Tinktur. Wer lästigem Mundgeruch abhelfen möchte, kaut einige Blätter Petersilie. Das ätherische Öl oder ein Ölauszug dienen als Mückenschutz. Ein Ölauszug oder ein stark gebrühter Tee helfen bei Krätzmilben und Kopfläusen. Ich habe damit auch schon Milben an Zimmerpflanzen erfolgreich bekämpft.

Petersilientee spült die Nieren durch und ist nützlich bei Verdauungsproblemen jeder Art. Sie können den Tee aus Petersiliensamen, -kraut oder -wurzel zubereiten. Haben

Die Petersilienwurzel bringt herrliche Würze ins Essen.

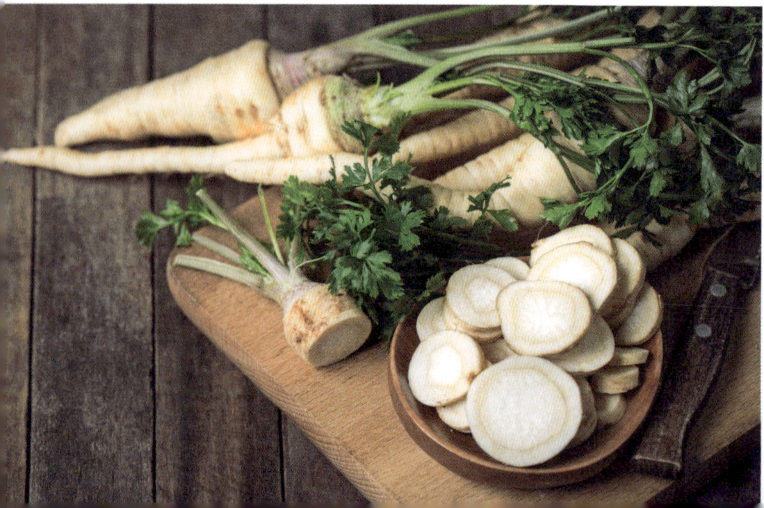

Sie eine Blasenentzündung oder Blasen- bzw. Nierensteine, hilft eine Tinktur aus Petersiliensamen oder -blättern. Petersilie wirkt auch gegen Schuppen. Köcheln Sie ein Bund Glatter Petersilie fünfzehn Minuten, seihen Sie es ab, und lassen Sie den Tee abkühlen. Als Haarspülung verwenden und nicht ausspülen. Den Rest im Kühlschrank für die nächste Haarwäsche aufbewahren.
Bei Erektionsschwäche könnte man es mit Petersilientee versuchen. Das Apiol in der Petersilie bewirkt eine bessere Durchblutung, auch des Schwellkörpers.
Hildegard von Bingen empfahl bei Herzbeschwerden Petersilien-Honig-Wein. Verantwortlich für die herzstärkende Wirkung sind die Flavonoide Myricetin, Luteolin und Apigenin. Kochen Sie ein Bund Glatter Petersile fünf Minuten in einem Liter Wein. Entfernen Sie die Petersilie, lassen Sie den Wein abkühlen, und rühren Sie hundert Gramm flüssigen Imkerhonig ein. Täglich über drei Wochen zwei- bis dreimal ein Likörglas trinken – diese Kur empfiehlt sich dreimal im Jahr.

Ideen für die Küche

Petersilie passt geschmacklich zu fast allem. Ich gebe Petersilie in grüne Smoothies, sie gehört ins Taboulé, sie macht sich gut in Salat und Obstsalat. Kraut- und Blattpetersilie haben einen unverkennbaren und sehr aromatischen Duft. Die Glatte Petersilie schmeckt intensiver als die Krause, diese hält dafür länger und welkt nicht so schnell. Petersilie sollte nicht mitgekocht, sondern immer frisch verwendet werden. Am besten stellt man ein Petersilienbund ins Wasser, dann hält es sich ein paar Tage.

Im eigenen Garten oder auf dem Balkon

Die Pflanze liebt einen lockeren und nährstoffreichen Boden. Von März bis Juni können Sie die Samen mehrmals in Beet oder Balkonkasten aussäen. Da Petersilie ein Dunkelkeimer ist, müssen Sie die Samen leicht mit Erde bedecken. Sie keimt erst nach drei bis vier Wochen, und Sie können die Saatreihen mit Radieschen markieren, ähnlich wie bei Möhren. In Gärtnereien werden im Frühjahr Setzlinge in Erdpresstöpfen angeboten, die einen kräftigen Wurzelballen haben. Im Garten ist ein Schneckenschutz nützlich, weil Petersilie bei Nacktschnecken beliebt ist. Die Petersilie übersteht im Beet auch Frost. Im Topf lässt sie sich auf der Fensterbank überwintern. Im zweiten Jahr beginnt die Krause Petersilie zu blühen, danach ist das Kraut nicht mehr genießbar und stirbt ab. Am besten sollten Sie jedes Jahr den Standort wechseln – wegen der sogenannten Selbstunverträglichkeit: Das Kraut kann noch vor der Ernte gelb werden und absterben.

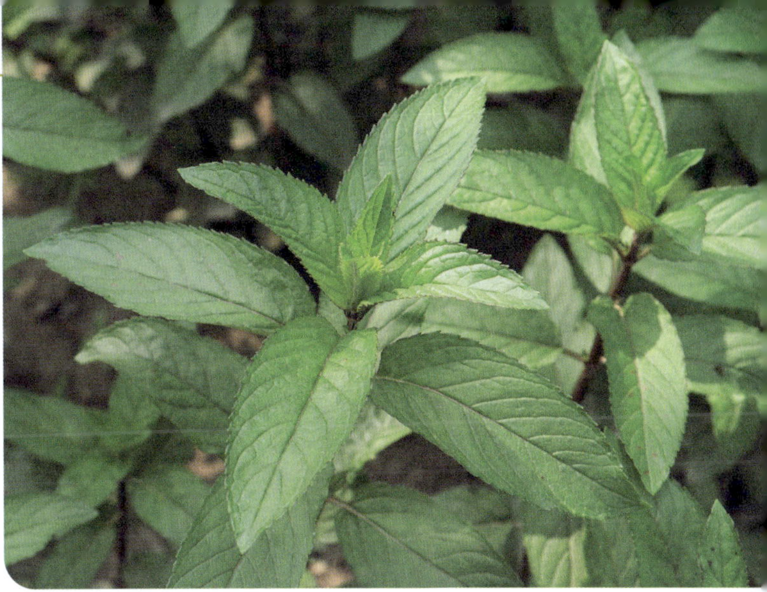

PFEFFERMINZE Frischer Duft und große Heilkraft

Der belebende Duft von Pfefferminze ist unverkennbar. Die Pflanze weist eine Fülle von wertvollen Inhaltsstoffen und gesundheitlichen Vorzügen auf. Äußerst verdient wurde die Pfefferminze 2004 zur »Arzneipflanze des Jahres« gewählt.

Ein bisschen was zur Geschichte

Minze ist als Pflanze eine Art Großfamilie und hat eine lange Historie. Sie wurde als Grabbeilage Toten im altägyptischen Reich in der Zeit von 1200 bis 600 vor

Christus mitgegeben. Minzen galten im alten Ägypten als so kostbar, dass sie als Schönheitselixier und sogar als Zahlungsmittel dienten. Daher stammen die Ausdrücke »Münze« und »münzen«. Hippokrates, der berühmteste Arzt der Antike, hielt große Stücke auf das Kraut und lobte seine magenstärkende und verdauungsfördernde Wirkung, Plinius empfahl sie bei Leibschmerzen und Gallenleiden. Der berühmte griechische Philosoph Aristoteles erwähnte die Pflanze in seinen Schriften als Aphrodisiakum.
Wie viele andere Mittelmeerkräuter auch brachten die Römer die Minze nach Mitteleuropa.
Paracelsus lobte die Heilwirkungen der Pflanze. Mönche nutzten das Heilkraut, um ihre Zähne zu reinigen und Mäuse von der Speisekammer fernzuhalten.
Minzen waren bis in die Mitte des 18. Jahrhunderts als Heilmittel gebräuchlich gegen Tuberkulose, Migräne, Brechreiz, Durchfall, Gicht, Atemnot und wurden äußerlich als Umschlag bei Abszessen verwendet. Vom Benediktinerabt und Botaniker Walahfrid Strabo (um 808–849) ist Folgendes überliefert: »Wenn aber einer die Kräfte, Arten und Namen der Minze vollständig aus dem Gedächtnis nennen könnte, der müsste auch sagen, wie viele Fische wohl im Roten Meer schwimmen.«[70]
Einen richtigen Siegeszug legte das Heilkraut allerdings erst hin, nachdem der Engländer John Ray im 17. Jahrhundert eine besondere Unterart der Pflanze in Herfordshire entdeckt, analysiert und bekannt gemacht hat-

te – die Pfefferminze, die mit ihrem charakteristischen Duft und Geschmack aus einer Mischung verschiedener Minzen hervorgegangen war. Man vermutet, dass es sich bei der Pfefferminze ursprünglich um eine Kreuzung aus der in Europa heimischen Wasserminze mit der Grünen Minze, die aus Asien, genauer Indien, stammt, handelt. Ray lobte die Pfefferminze als allen anderen Minzen überlegen, was ihre Wirkung bei Magenschwäche und Durchfall beträfe.[71] Im Vergleich zu anderen Minzen weist Pfefferminze tatsächlich einen viel höheren Mentholgehalt auf, weshalb sie hauptsächlich medizinisch angewendet wird. Die Pfefferminze, lateinisch *Mentha piperita L.*, gehört zur Familie der Lippenblütler und hat viele Namen: Englische Minze, Gartenminze, Aderminze, Balsam, Edelminze, Peperminte, Schmeckerts oder Teeminze. Sie entstand unter menschlichem Zutun in England, findet sich also ursprünglich nicht in der Natur. Die krautige, winterharte Pflanze wächst bis zu 1 Meter hoch. Sie gehört zwar zu den Flachwurzlern, bildet aber ein umfangreiches Netz an ober- und unterirdischen Ausläufern. Dadurch kann man sie trotz ihres Dranges, sich zu verbreiten, im Garten gut in Schach halten. Die behaarten Stiele sind wenig verzweigt, die dunkelgrünen länglich-eiförmigen Laubblätter haben eine violette Nervatur. Der Blattrand ist grob gezahnt. Die Blüten stehen in Ähren und zeigen sich von Juli bis September. Sie sind weißrosa bis lilafarben und eine gute Insektenweide. Für Heilzwecke werden Blüten und Blätter verwendet.

Inhaltsstoffe

Die Pfefferminzblätter enthalten bis zu 4 Prozent ätherisches Öl, und zwar hauptsächlich das bekannte Menthol, daneben aber auch Methylacetat, Menthon und Menthofuran. Außerdem enthalten die Blätter Gerb- und Bitterstoffe, Flavonoide, Enzyme und Valeriansäure.[72]

Positive Wirkungen auf die Gesundheit

Vor allem ätherische Öle, Flavonoide und Gerbstoffe helfen bei Magen-Darm-Beschwerden. Ihre Wirkungen sind dabei vielfältig und toppen jedes Medikament. Pfefferminze ist spasmolytisch, löst also Krämpfe, indem sie auf die glatte Muskulatur des Magen-Darm-Traktes einwirkt. Sie kann Blähungen beheben und die Bildung von Magen-, Gallen- und Verdauungssäften anregen, die Verdauung regulieren und die Entleerung des Magens fördern. Pfefferminzkapseln mit ätherischem Öl helfen beim Reizdarmsyndrom, die empfindlichen Nervenzellen können sich beruhigen und angestaute Darmgase schonend entweichen. Sogar Kindern ab acht Jahren mit Reizdarmsyndrom kann so geholfen werden. Das Menthol der Pfefferminze dämpft Schmerzen im Dickdarm. Das Darmmilieu wird verbessert, da Pfefferminze das Wachstum pathogener Darmbakterien hemmt.
Ein Dampfbad befreit verstopfte Atemwege; ein Pfefferminztee erfrischt im Sommer und wärmt im Winter und

hilft auch bei Gastritis. Außerdem wirkt Pfefferminze antibakteriell, antiviral, befreit die Atemwege, bekämpft schlechten Mundgeruch, wirkt bei Mundschleimhautentzündungen und vertreibt beim Verdampfen des ätherischen Pfefferminzöls Kopfschmerzen.

Was sagt die Wissenschaft?

Eine sehr gute Übersicht über die pharmakologische Wirkung von ätherischem Pfefferminzöl liefert die Übersichtsstudie von Nataliia Hudz u. a.[73] Pfefferminzöl gehört zu den bedeutendsten ätherischen Ölen in der pharmazeutischen und kosmetischen Industrie. Cremes mit Pfefferminzöl verkürzen die Heilungsdauer bei Hautverletzungen. Pfefferminzöl hat nicht nur eine antientzündliche Wirkung, sondern auch eine antivirale gegenüber Herpes-simplex-Viren Typ 1 und 2 sowie HIV-Virionen. Die Terpene Carvon und Carvacrol im ätherischen Pfefferminzöl verhinderten zu 50 Prozent die Infektion durch SARS-CoV-2-Viren.[74] Sowohl das Wachstum von grampositiven als auch gramnegativen Bakterien wird erfolgreich gehemmt. Das Öl wirkt auch gegen Bakterien, die Akne verursachen. Gegen Pilze wie *Candida albicans* ist Pfefferminzöl ebenfalls wirksam. Ich beziehe mich wieder auf die Übersichtsstudie von N. Hudz u. a.: Pfefferminzöl stellt einen potenten Herzschutz dar. Fünfundzwanzig Erwachsene zwischen achtzehn und fünfundvierzig Jahren bekamen zweimal täglich über dreißig Tage hinweg Pfefferminzöl. Der Blutzuckerspiegel war danach bei 41,5 Prozent der Probanden gesunken, der Cholesterinspiegel um 66,9 Prozent, bei 52 Prozent der Probanden war der HDL-Spiegel höher. Bei 52,5 Prozent war der Blutdruck gesunken, fast die Hälfte der Studienteilnehmer hatte wie gewünscht an Gewicht verloren und wies einen geringeren Body Mass Index (BMI) auf. Ätherisches Pfefferminzöl verbesserte die kognitive Leistungsfähigkeit bei gesunden Erwachsenen während schwerer Aufgaben und verringerte ihre mentale Ermüdung.

Eine Studie von B. Raudenbush u. a. hat ergeben, dass ätherisches Pfefferminzöl als Aromatherapie sogar die Leistungen von Profisportlern signifikant verbessert.[75] Die Autoren vermuten, dass die Leistungssteigerung mit einer verbesserten Stimmung und daraus folgend einem anderen Motivationsniveau zu erklären ist. Eine Studie aus dem Jahr 2020 bestätigte dieses Ergebnis.[76] Eine verbesserte Sauerstoffversorgung des Gehirns, eine vertiefte Atmung und eine Verringerung des Laktatniveaus wurden von den Forschern als Ursachen der Leistungssteigerung betrachtet. Die Sportler waren weniger schnell erschöpft und hatten mehr Kraft und Ausdauer.

Bei Spannungskopfschmerzen, der häufigsten Kopfschmerzart, erwies sich Pfefferminzöl gegenüber Schmerzmitteln als ebenbürtig, und das ohne Nebenwirkungen.[77] Die Prüfung erfolgte bei 164 Kopfschmerzepisoden. Das Öl wurde großzügig auf Stirn und Schläfen verteilt und erwies sich als ebenso wirksam wie Paracetamol. Bereits nach fünfzehn Minuten trat bei den mit Pfefferminzöl behandelten Patienten eine lindernde Wirkung ein, die sich in den nächsten fünfundvierzig Minuten noch steigerte.

Sogar bei Migräne erwies sich Pfefferminzöl als wirksam.[78] Fast 40 Prozent der Patienten waren nach zwei Stunden schmerzfrei, und die Begleitsymptome von Migräne wie Lichtempfindlichkeit und Übelkeit gingen wesentlich starker zurück als in der Placebo-Gruppe.

Auch die Wirkung von Pfefferminzöl bei Reizdarm-Symptomen wie Krämpfe und Schmerzen ist ausreichend belegt. Eine Übersichtsstudie[79] überprüfte Studien mit insgesamt 835 erwachsenen Patienten. Die Symptome der Pfefferminzöl-Gruppe, wie Bauchschmerzen, nahmen um durchschnittlich 43 Prozent ab, Nebenwirkungen wurden nicht beobachtet. Eine Studie mit zweiundvierzig Kindern ab acht Jahren mit Reizdarmsyndrom ergab, dass die Bauchkrämpfe und damit zusammenhängende Bauchschmerzen in der Pfefferminz-Gruppe – wo jeder eine Kapsel mit Pfefferminzöl bekam – signifikant zurückgingen. 29 Prozent der Kinder fühlten sich nach zwei Wochen »besser«, 42 Prozent sogar »viel besser«.[80]

Anwendungen

Bei Erkältungen machen Sie ein Dampfbad mit Pfefferminztee oder heißem Wasser mit ein paar Tropfen

Pfefferminzöl, reiben sich mit Pfefferminzöl ein – 1 Tropfen ätherisches Minzöl mit 1 Teelöffel Kokosöl oder Sesamöl vermischen – oder nehmen ein Pfefferminzbad mit einigen Tropfen ätherischen Öls oder einem starken Pfefferminztee. Die ätherischen Öle regen die Bronchien an, sodass Schleim besser abgehustet werden kann. Für müde Beine empfiehlt sich ebenfalls eine Einreibung mit der Kokosöl-Pfefferminzöl-Mischung, die gleichzeitig beruhigt und erfrischt. Auch bei Quetschungen, Ekzemen und rheumatischen Erkrankungen hat sich verdünntes ätherisches Pfefferminzöl bewährt. Pfefferminzöl dient auch als Mückenschutz, es vertreibt die kleinen Plagegeister.
Bei Spannungskopfschmerzen oder Migräne brauchen Sie in Zukunft nicht mehr auf Analgetika zurückgreifen – probieren Sie es doch mal mit Pfefferminzöl, auf Stirn oder Schläfe aufgetragen. Oder trinken Sie Pfefferminztee! Bei Lippenherpes hat sich im möglichst frühen Stadium Pfefferminzöl bestens bewährt. Pfefferminzöl steigert wie erwähnt sogar die Leistungsfähigkeit von Sportlern. Die nebenwirkungsfreie Pfefferminze gehört in meinen Augen wegen der Vielfalt der Indikationen und ihrer Wirksamkeit in jede Hausapotheke.

Ideen für die Küche

In der arabischen Küche ist die marokkanische Minze omnipräsent, und Minztee ist in Marokko Nationalgetränk. Klein geschnittene Minze lässt sich mit Zitronensaft oder Essig, Wasser und Ahornsirup oder Honig zu einer aromatischen Soße mischen, die gut zu Kartoffelgerichten wie Brat- oder Backkartoffeln passt. Pfefferminze schmeckt erfrischend auf Kartoffel- und Süßkartoffelstampf, in Salaten oder in grünen Smoothies. In der indischen Küche – und Ayurvedalehre – spielt Pfefferminze ebenfalls eine große Rolle. Wenn Sie Anregungen brauchen, ist ein indisches oder arabisches Kochbuch eine gute Inspirationsquelle.

Im eigenen Garten oder auf dem Balkon

Die Pfefferminze ist ein anspruchsloses Küchenkraut. Nach den Eisheiligen können Sie Pfefferminze direkt ins Beet oder in einen Balkonkasten säen. Pfefferminze ist ein Lichtkeimer, der Samen darf also nicht mit Erde bedeckt, sondern nur feucht gehalten werden. Wappnen Sie sich mit etwas Geduld, die Keimzeit beträgt zehn bis zwanzig Tage. Am besten wächst Pfefferminze im Halbschatten, aber sie gedeiht auch in der Sonne. In null Komma nichts hat sich die Pflanze unterirdisch im Garten ausgebreitet. Geerntet werden die Blätter am besten vor der Blüte, weil sie währenddessen etwas unangenehm schmecken. Wenn Sie die Blüte verhindern wollen, schneiden Sie die Pflanze einfach radikal zurück.

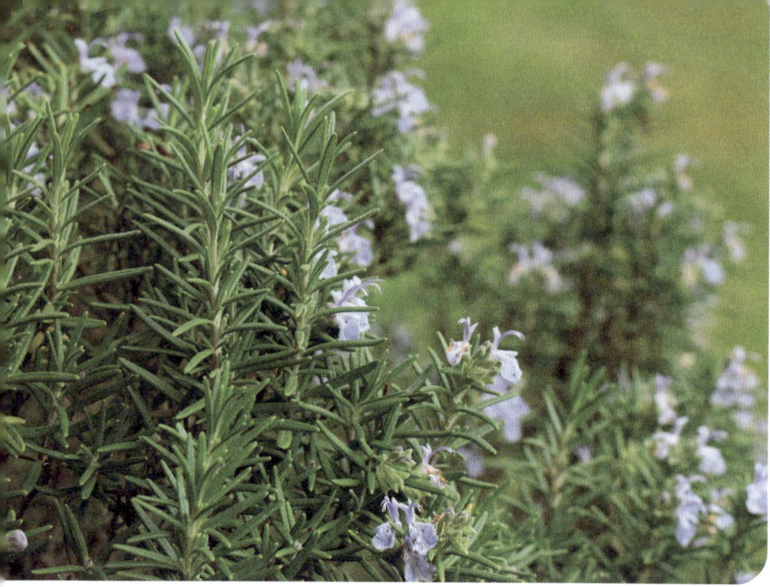

ROSMARIN Duftkraut für Herz und Kreislauf

Rosmarin bringt uns das Aroma der Mittelmeerheiden auf den Tisch. Darüber hinaus enthält die Pflanze wertvolle Inhaltsstoffe und hat als Heilkraut ein überraschend großes Wirkspektrum. Ganz verdient wurde Rosmarin 2011 zur »Heilpflanze des Jahres« gekürt, und ausschlaggebend dafür war sein großes Anwendungsgebiet.

Ein bisschen was zur Geschichte

In den früheren Hochkulturen am Mittelmeer wurde der Rosmarin als heilig verehrt. Die Griechen widmeten

das Heilkraut der Göttin Aphrodite, der Liebesgöttin und Göttin der Schönheit. Griechische Bräute trugen als Kopfschmuck eine aus Rosmarinzweigen gewundene Krone. Rosmarin stand im Ruf, die Fruchtbarkeit der Frauen zu stärken. Die alten Griechen sahen aber Rosmarin auch als Mittel, das Gehirn zu stimulieren und das Gedächtnis zu verbessern. Dioskurides schrieb über den Rosmarin: »Das Essen seiner Blüten tut dem Gehirn gut, dem Herzen und dem Magen. Er verbessert das Verständnis, stellt das Erinnerungsvermögen wieder her, macht einen wachen Verstand und ist zusammengefasst ein gesundes Heilmittel für verschiedene Erkältungsformen des Kopfes und des Magens.«[81] Rosmarin wurde in der Antike und auch im Mittelalter zur »Erweckung der Liebesglut« vornehmlich bei älteren Herren empfohlen. Eine Einreibung mit Rosmarinöl sollte bei Impotenz helfen.
Wie auch andere Heil- und Gewürzkräuter brachten die Römer die Pflanze über die Alpen nach Norden. Auch hier in Mitteleuropa wurde Rosmarin verehrt und mit Liebe assoziiert. Steckten Liebende einen Rosmarinzweig in die Erde und er wuchs an, stand die Verbindung nach dem Glauben unserer Vorfahren unter einem guten Stern.[82] Rosmarin gehört wie auch der Salbei oder der Holunder zu den Pflanzen, die im Ruf standen, böse Geister abzuwehren und zu vertreiben. Daher verbrannte man Rosmarin in Ställen, um das Vieh zu schützen, und im Krankenzimmer, um Dämonen zu vertreiben.

Im Mittelalter hängten sich viele Menschen ein Säckchen mit Rosmarinnadeln um den Hals, um sich vor der Pest zu schützen.
In den Klöstern des Mittelalters hatte Rosmarin ebenso wie in den Kräuterbüchern der damaligen Zeit einen Ehrenplatz. Das Kraut sollte bei Tuberkulose und Hautkrebs helfen.
Später wurde Rosmarin ein geschätzter Rohstoff für die Kosmetikindustrie. Ätherisches Rosmarinöl in Weingeist wurde im 16. Jahrhundert als »Aqua Reginae Hungariae« (»Ungarischer Königinnengeist«) zum ersten destillierten Parfum.[83] Die Legende dahinter: Das »Ungarische Wasser« soll der 72-jährigen gelähmten Königin Isabella von Ungarn zu so viel blühender Gesundheit und Jugend verholfen haben, dass der König von Polen um ihre Hand anhielt.[84]
Rosmarin kam um die Mitte des vergangenen Jahrhunderts ein wenig aus der Mode, erlebt aber gerade als Heilkraut und Botschafter der mediterranen Küche eine echte Renaissance.

Zur Biologie der Pflanze

Rosmarin oder lateinisch *Rosmarinus officinalis L.* oder neuerdings *Salvia rosmarinus L.* gehört zur Familie der Lippenblütler und wurde 2020 der Salbeigattung zugeordnet. Im Volksmund wird er auch Brautkraut, Brautkleid, Hochzeitsbleaml, Kid, Kranzenkraut, Meertau,

Antonkraut, Reslmarie, Rosmarein oder Weihrauchkraut genannt. Der Name Rosmarin kommt vom Lateinischen »ros marinus« für »Tau des Meeres«. Die mehrjährige Pflanze ist auch bei uns ab einer bestimmten Größe winterfest. In ihren Heimatländern kann sie baumartig bis zu 2 Meter hoch wachsen. Die immergrünen nadelähnlichen Blätter verströmen einen Duft, der dem des Kampfers ähnelt. Rosmarin galt daher auch als »Weihrauchkraut« und preiswerter Ersatz für den teuren orientalischen Weihrauch. Die nadelartigen Blätter sollten kurz vor der Blüte geerntet werden. Auch die Blüten sind essbar und heilkräftig. Sie blühen hellblau zwischen März und Mai mit einer Nachblüte im September und sind ein wahrer Insektenmagnet.

Inhaltsstoffe

Im Wesentlichen enthält Rosmarin Polyphenole wie Flavonoide und Terpene, ätherische Öle wie Cineol und Kampfer, Saponine, Harze und Bitterstoffe. Rosmarin weist alle B-Vitamine und auch Mineralstoffe und Spurenelemente wie Kalzium, Magnesium und Schwefel auf. Was das Kraut aber auszeichnet, ist seine Fülle an bioaktiven Substanzen bzw. sekundären Pflanzenstoffen. Rosmarin verfügt über eine hohe Dichte an ätherischen Ölen, die vor allem aus Cineol, Alpha-Pinenen, Rosmarinsäure, Rosmanol, Ursolsäure, Kampfer, Borneol und Carvacrol bestehen und vor allem anderen für die gesundheitlichen Wirkungen verantwortlich sind. Im ätherischen Öl finden sich außerdem Thymol, Verbanol, Eucalyptol, Hesperidin, Chlorogensäure, Carnosolsäure, Terpene, Luteolin, Gerbsäure, Beta-Sitosterol, Flavone, Salicylate sowie Gerb- und Bitterstoffe, darunter Saponine (Seifenstoffe). Letztere entschleimen und entgiften den Organismus. Carnosol, Carnolsäure und Rosmarinsäure sind die Inhaltsstoffe in Rosmarin mit dem höchsten antioxidativen Potenzial.[85]

Positive Wirkungen auf die Gesundheit

Rosmarin macht besonders fettige Speisen leichter bekömmlich und fördert die Fettverdauung. Das Kraut entlastet Leber und Galle und hilft bei Magenbeschwerden und Blähungen. Rosmarin wirkt antiseptisch gegen Keime jeder Art und sowohl anregend als auch entspannend. Kampfer in Rosmarin stärkt den Kreislauf und das Nervensystem. Er aktiviert einen niedrigen Blutdruck und regelt einen zu hohen herunter. Nervöse Herzbeschwerden und Herzrhythmusstörungen werden gelindert. Morgens ein Glas Rosmarintee, und man hat Lust, sein Tagewerk zu beginnen! Ein Wannenbad mit Rosmarintee ist eine entspannende Wohltat bei Muskelkater. Kopfschmerzen und Migräne können erfolgreich durch Rosmarinöl, auf die Schläfen getupft, behandelt werden. Ebenso hilft das Heilkraut als Tee bei Menstruations- und Wechseljahresbeschwerden.

Das ätherische Öl könnte einen empfindlichen Magen reizen und ist daher nur für die äußere Anwendung geeignet. Auch sollte es in der Schwangerschaft nicht angewendet werden, weil es in großen Mengen die Gebärmutter stimuliert.
Wichtig: Als Küchengewürz ist Rosmarin auch in der Schwangerschaft unbedenklich.

Was sagt die Wissenschaft?

Was Dioskurides festgestellt hat, bestätigt die moderne Wissenschaft: Rosmarin ist gut fürs Gehirn. Achtundsechzig Studenten und Studentinnen bekamen vier Wochen lang täglich 500 Milligram Rosmarinextrakt, die Kontrollgruppe ein Placebo. In der Rosmarin-Gruppe dieser randomisierten doppelverblindeten Studie verbesserte sich das Gedächtnis, Ängste und depressive Gedanken waren reduziert, und die Schlafqualität erhöhte sich signifikant.[86] Rosmarin wirkt also auch als Antidepressivum. Viele Teilnehmer berichteten darüber hinaus von einer gesteigerten Libido, Hautverbesserungen und einem gesunden Appetit. Eine Studie mit 140 gesunden jungen Erwachsenen hatte 2011 erbracht, dass das Inhalieren von Rosmarinöl geistige Wachheit und weitere kognitive Fähigkeiten verbessere.[87] In einer weiteren Studie bekamen achtundzwanzig ältere US-Amerikaner mit einem Durchschnittsalter von fünfundsiebzig Jahren verschiedene Mengen eines Rosmarinextraktes zwischen 750 und 6000 Milligramm pro Tag über vier Wochen verabreicht. Die besten Resultate, was geistige Wachheit, die Qualität des Arbeitsgehirns, Erinnerungsvermögen und Aufmerksamkeit betrifft, wurden mit 750 Milligramm erzielt, einer Menge, die der Aufnahme als Küchenkraut entspricht.[88] Besonders verbesserte sich die Geschwindigkeit, mit der die Probanden Informationen aus ihrem Kurz- und Langzeitgedächtnis abrufen konnten.

Vielleicht hilft Rosmarin auch bei Demenz und Alzheimer oder beugt diesen neurodegenerativen Erkrankungen vor. Forscher haben nämlich 2020 herausgefunden, dass Rosmarinextrakt die Glukoseaufnahme im Gehirn steigen lässt. Glukose ist sozusagen der Brennstoff fürs Gehirn, und eine reduzierte Glukoseaufnahme geht einer Demenzerkrankung oft Jahrzehnte voraus.[89] Auch Ashwagandha beugt Demenz und Alzheimer vor und verbessert kognitive Leistungen, ich habe darüber das Standardwerk geschrieben.[90]

Eine Übersichtsstudie aus dem Jahr 2019 stellt eine Fülle von Wirkungen von Rosmarin zusammen: optimiert das Körpergewicht und senkt die Blutfettwerte, wirkt herzprotektiv, schmerzlindernd, schützt die Leber, wirkt stress- und angstreduzierend, verhindert die Vermehrung von Tumorzellen, lindert Asthma, wirkt entzündungshemmend, senkt erhöhten Blutdruck, wirkt neuroprotektiv, verringert Probleme im Zusammenhang mit Arteriosklerose, wirkt antiviral, antibakteriell,

schützt die Nieren und senkt einen erhöhten Blutzuckerspiegel.[91]
Die Antikrebs-Wirkung von Carnosol, Carnosolsäure, Rosmarinsäure und Rosmanol wurde in diversen Studien ausführlich untersucht. Diese Inhaltsstoffe in Rosmarin behindern die Bildung von Krebszellen, regen die Apoptose, das Selbstmordprogramm der Krebszellen, an, behindern die Signalübertragung der Krebszellen und bremsen die Metastasenbildung aus.[92] Rosmarin steigert die Aktivität antioxidativ wirkender Enzyme, reduziert Entzündungen, welche Tumoren stimulieren, und unterdrückt die Bildung von Blutgefäßen zur Versorgung von Krebszellen mit Nährstoffen.[93]
Eine weitere Studie neueren Datums untersucht, wie Rosmarin beim Metabolischen Syndrom helfen kann. Das Metabolische Syndrom ist ein Risikofaktor für die Entstehung von Diabetes und Herzinfarkt. Die Inhaltsstoffe von Rosmarin reduzieren die Bildung von entzündungsfördernden Zytokinen, mindern antioxidativen Stress, verbessern die Blutfettwerte und Kohlenhydratverdauung, senken den Insulinspiegel und verbessern die Glukosetoleranz, helfen beim Gewichtsmanagement, bremsen die Entwicklung von Arteriosklerose und wirken antientzündlich. Außerdem senken sie einen zu hohen Blutdruck und wirken als Herzschutz.[94]

INFO

GESUNDHEITSPROPHYLAXE MIT KÜCHENKRÄUTERN

Beziehen Sie Küchenkräuter in Ihre Rezepte mit ein, am besten täglich. Verwenden Sie auch vorbeugend Kräutertees, um Ihren Polyphenolspiegel im Blut hoch zu halten. So bauen Sie sich einen Schutz zum Beispiel gegenüber Infektionen durch Viren oder Bakterien auf. Stellen Sie Töpfe mit Küchenkräutern auf die Küchenfensterbank, damit Sie optisch darüberstolpern. Wenn Sie einen Garten haben, legen Sie Ihren Küchenkräutergarten ganz nah am Haus an, damit Sie einen kurzen Weg haben – auch bei Schnee und Regen. Legen Sie Vorräte für den Winter an, auf die Sie zurückgreifen können (siehe Tabelle auf Seite 18 f.).

Anwendungen

Die übliche Anwendungsform ist Tee. Aber auch Rosmarinwein ist beliebt als Kur zur Stärkung von Herz, Nerven und Kreislauf. Der Kräuterwein wird auch bei Menstruationsbeschwerden und Appetitlosigkeit eingesetzt. Man übergießt zehn Gramm Rosmarin mit einer Flasche leichten Weißweins, lässt das Ganze eine Woche ziehen und filtert die Nadeln ab. Zweimal täglich wird ein kleines Glas getrunken. Eine Rosmarintinktur kann man innerlich anwenden: dreimal täglich 20 Tropfen vor den Mahlzeiten. Äußerlich dient sie zum Einreiben bei nervösen Herzbeschwerden, Rheuma, niedrigem Blutdruck, Blähungen und Schwäche und als Zugabe für ein Teilbad zur Stärkung und Linderung von Gelenkschmerzen. Bei Arthrose helfen auch Wickel mit Rosmarinöl. Das ätherische Rosmarinöl wird nur äußerlich angewendet zur Regeneration der Haut, bei kleineren Verletzungen oder bei Gelenkschmerzen. Man nimmt dafür 20 Tropfen Rosmarinöl und vermischt sie mit 100 Millilitern Olivenöl. Bei beginnenden Kopfschmerzen oder Migräneanfällen kann Rosmarinöl auf die Schläfen gerieben oder über eine Duftlampe verdampft Wunder bewirken. Die ätherischen Öle regen auch den Kreislauf an, was für Menschen mit Hypotonie (niedrigem Blutdruck) hilfreich ist. Zur Beruhigung der Nerven eignet sich ein abendliches Rosmarinbad. Bei Fußpilz hilft eine Rosmarinfußcreme: Geben Sie in 100 Milliliter einer handelsüblichen Fußcreme 20 Tropfen Rosmarinöl, und tragen Sie die Creme auf. Bei nervösen Herzbeschwerden hilft die Einreibung der Herzzone mit der Rosmarinsalbe von Weleda (Apotheke).

Achtung: Verzichten Sie in der Schwangerschaft auf Rosmarinöl, weil es die Durchblutung der Unterleibsorgane anregt. Als Gewürzpflanze in der Küche ist die Anwendung aber harmlos, weil es sich um kein Konzentrat handelt wie beim ätherischen Öl.

Rosmarin stärkt Haar und Kopfhaut, regt den Haarwuchs an und wirkt gegen Schuppen. Verwenden Sie abgekühlten Tee als Haarwasser oder Spülung. Sie können auch zehn Tropfen Rosmarinöl auf eine Flasche mit 300 Milliliter Shampoo geben, schütteln und Ihr Haar damit waschen. Rosmarin wirkt gegen Haarausfall. Mischen Sie 6 Tropfen ätherisches Rosmarinöl mit 1 Teelöffel Olivenöl, massieren Sie die Mischung in kreisenden Bewegungen in Ihre Kopfhaut ein, und lassen Sie sie einige Stunden – oder über Nacht – einwirken. Danach gründlich ausspülen. Thema Hautpflege: Rosmarintee kann zum Abtupfen als Gesichtswasser gegen Mitesser verwendet werden.

Ideen für die Küche

Rosmarin passt sehr gut zu Kartoffeln und anderem Gemüse, aber auch aufs Butterbrot bzw. in süße oder

Rosmarin – mit Kartoffeln ein Hochgenuss

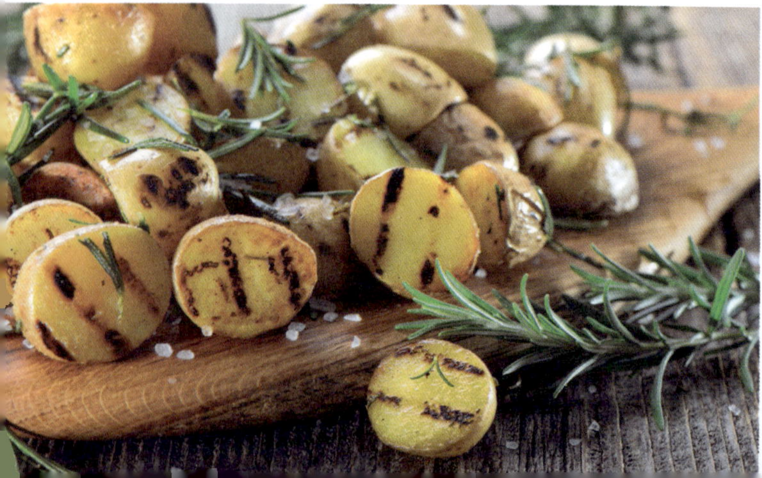

salzige Brotaufstriche sowie in selbst gebackenes Brot. Ein Backblech mit Pellkartoffeln, Zucchini, Roter Bete, Zwiebeln, Auberginen, nur beträufelt mit Olivenöl und bestreut mit Salz, Pfeffer und Rosmarinnadeln, ist eine wahre Delikatesse. Rosmarin harmoniert perfekt mit Oregano, Thymian, Petersilie und Salbei.

Im eigenen Garten oder auf dem Balkon

Rosmarin ist ein Mittelmeergewächs und liebt daher einen vollsonnigen Standort. Da die Keimzeit sehr lange dauert, bis zu 35 Tage, empfehle ich, schon gut entwickelte Pflanzen im Gartencenter oder im Versand zu kaufen. Die Pflanze ist ein Lichtkeimer, also die Samen nicht mit Erde bedecken, sondern nur feucht halten. Beim Kauf sollten Sie auf robuste, winterharte Sorten zurückgreifen. Ich habe in meinem Hausgarten schon seit über zwanzig Jahren einen Rosmarinstrauch, der immer noch wächst und blüht. Mitten im Winter zur Weihnachtszeit pflücke ich mir Nadeln für Gemüsegerichte. Nach der Blüte können Sie die Heilpflanze zurückschneiden. Dabei werden alle Zweige über dem verholzten Teil abgeschnitten. Rosmarinzweige können Sie in Sträußchen gebunden zum Trocknen aufhängen oder als ganze Zweige einfrieren.

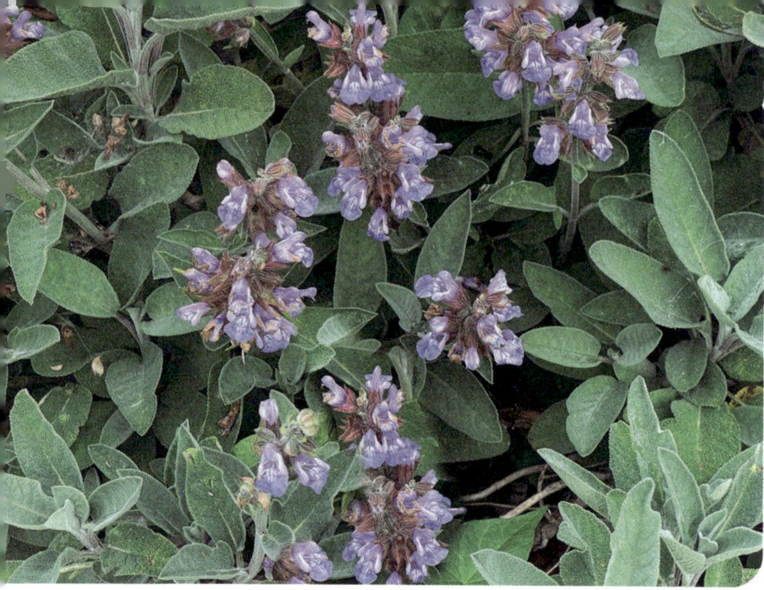

SALBEI Arzneipflanze und Tausendsassa

Salbei, lateinisch *Salvia officinalis*, war wegen der Vielfalt seiner Heilwirkungen 2023 »Arzneipflanze des Jahres«. Ich habe ihm daher ein ganzes Buch gewidmet.[95] Als polyphenolreichste Pflanze Europas mit dem höchsten antioxidativen Potenzial toppt Salbei andere Heil-, Gewürz- und Arzneipflanzen.

Ein bisschen was zur Geschichte

Geistliche, Könige, Kaiser und Gelehrte erwiesen dem Salbei Respekt und Hochachtung. Im ältesten bekannten

Heilpflanzenbuch überhaupt, dem »Chinesischen Buch über Ackerbau und Heilpflanzen«, empfahl der chinesische Kaiser Shen Nung um 2800 v. Chr. die Wurzeln des Rotwurzelsalbeis als »Salbei für das Alter« – für allerlei Gebrechen. Um 2000 v. Chr. verewigten die alten Ägypter eine Salbeipflanze in Stein, Salbeisaft gab man dort unfruchtbaren Frauen. Im »Papyrus Ebers«, einer Hauptquelle der ägyptischen Medizin, wird der Salbei um 1500 v. Chr. als juckreizstillende Heilpflanze erwähnt. Die Ärzte der Antike wie Hippokrates, Plinius der Ältere, Dioskurides (»Salbei gehört nicht den Köchen, sondern den Ärzten.«[96]) und Galen hielten große Stücke auf den Salbei. Kaiser Karl der Große ordnete um 800 n. Chr. den Salbeianbau in ganz Europa an. Die Äbtissin Hildegard von Bingen empfahl die Anwendung von Salbei für vielerlei Gebrechen. Der berühmte Gelehrte Albertus Magnus (1193–1280) nannte die Heilpflanze »Ambrosia der Götter«, und Konrad Megenburg lobte sie in seinem »Buch der Natur« als »Götterspeise«. Pfarrer Sebastian Kneipp kürte das Salbeiblatt im 19. Jahrhundert offiziell zum Zahnpflege- und Zahnheilmittel. Der lateinische Name »salvia« kommt von »salvus« für ganz, heil und gesund und von »salvare« für retten und heilen. Der Zusatz »officinalis« weist darauf hin, dass Salbei seit der Antike eine offiziell anerkannte Arzneipflanze ist. Im 17. Jahrhundert galt Salbei als Allheilmittel und »herba sacra«, heiliges Kraut. Das Küchen- und Heilkraut wurde bei Schlangenbissen, Epilepsie, Diabetes, Herzleiden,

Erkältungen und Grippe, Nervosität, bei Depressionen, Leberleiden, Rheuma, Arthritis, als Entwässerungs- und Lungenheilmittel sowie zur Wundheilung verwendet.

Zur Biologie der Pflanze

Der Echte Salbei *Salvia officinalis L.* gehört zur Familie der Lippenblütler. In Europa sind von den insgesamt etwa 900 Arten 36 bekannt. Der Echte oder Gartensalbei kommt aus dem Mittelmeerraum, aus Dalmatien und Mazedonien. Salbei ist eine genügsame Pflanze und verträgt Frost. Der immergrüne Halbstrauch wird 60 bis 80 Zentimeter hoch. Seine Stängel sind stark verzweigt und im unteren Teil verholzt. Die oberen Sprossteile bleiben weich und krautig und sind von einem dichten, filzig-grauen Haarkleid bedeckt. Die Blätter sind 3 bis 10 Zentimeter lang und zwischen 0,5 und 5 Zentimeter breit und länglich eiförmig. Die Blüten des Salbeis haben kurze Stiele und bilden einen sogenannten Scheinquirl. Fünf bis acht solcher Scheinquirle sind stockwerkartig zu einer Scheinähre vereinigt. An den Enden der Triebe sitzen jeweils fünf bis zehn Blüten an einer lockeren Traube. Ihre Farbe ist rosa, hell- bis violettblau oder violett, selten weiß. Die Bestäubung erfolgt durch Honig- und Wildbienen wie Hummeln und Holzbienen, aber auch durch Schmetterlinge. Heilkräftig ist neben dem Gartensalbei der Muskatellersalbei, der Spanische Salbei und der aus China stammende Rotwurzelsalbei.

Inhaltsstoffe

Salbei steckt voller gesundheitlich wertvoller Inhaltsstoffe. Auf 100 Gramm Blattpulver kommen 40 Gramm Ballaststoffe, 32 Gramm Vitamin C, 7 Gramm Vitamin E, diverse B-Vitamine, und der Gesamtgehalt der Polyphenole beträgt 4,520 Milligramm Gallensäure-Äquivalent (GAE). Damit ist Salbei die polyphenolreichste Pflanze Europas. Das antioxidative Potenzial (ORAC) ist daraus bedingt sehr hoch mit 120 µ TEAC, das heißt Trolox Equivalent Antioxidative Capacity.[97] Mit 600 Milligramm Kalzium pro 100 Gramm gehört Salbei zu den kalziumreichsten Pflanzen überhaupt. Nur Thymian weist mit 630 Milligramm pro 100 Gramm eine noch leicht höhere Konzentration dieses wichtigen Minerals auf. Kalzium sorgt für gesunde Knochen, Zähne und Muskeln und ist für eine gute Weiterleitung von Nervenimpulsen wichtig. Mit 200 Milligramm Magnesium ist Salbei eine gute Magnesiumquelle. Auch der Eisengehalt ist hoch, mit 8 Milligramm auf 100 Gramm, der Tagesbedarf dieses Spurenelements liegt bei 12 Milligramm. Durch das Zink im Salbei wird das Eisen besonders gut aufgenommen. Auch das Spurenelement Mangan ist in Salbei vertreten. Salbei sticht wie erwähnt mit seiner Fülle an Polyphenolen hervor. Salbeitee hat ein doppelt so hohes antioxidatives Potenzial wie der dafür bekannte Grüntee. Die größte antioxidative Wirkung in Salbei haben Rosmarinsäure und Carnosolsäure, gefolgt von Kaffeesäure, Rosmanol,

Genkwanin und Cirsimaritin. Quercetin und die Phytoöstrogene im Salbei wirken krebsvorbeugend. Salbei steckt voller ätherischer Öle wie Kampfer, Cineol und Thujon, die im Salbeiöl zur Wirkung kommen. Außerdem enthält Salbei Bitterstoffe wie Salvin.

Positive Wirkungen auf die Gesundheit

Wo anfangen? Salbei ist ein Tausendsassa, was gesundheitliche Vorzüge betrifft. Salbei hilft bei Halsschmerzen. Die Inhaltsstoffe von Salbei wirken gegen gramnegative und grampositive pathogene Bakterien. Auch gegen Bakterien, die Karies verursachen, ist Salbei wirksam, ich empfehle also Zahnpasta auf Salbeibasis und die Spülung mit Salbei-Mundwasser. Mit der Zeit verschwindet sogar der gelbliche Belag auf den Zähnen, sie werden wieder weiß. Salbei wehrt krank machende Viren und Pilze ab. Dabei wirken die Inhaltsstoffe von Salbei, vor allem die bioaktiven Substanzen, wie Pinene, Kampfer, Tannine und Kaffeesäure, gegen alle Sorten von Viren: Herpes-simplex-Viren, SARS-CoV, HSV-1-Virus, Hepatitis-B- und HIV-1-Virus. Ich bin mit einem Tropfen ätherischen Salbeiöls meinen Lippenherpes losgeworden, der schon zwei Tage alt war! *Candida albicans* ist ein Darmpilz, dessen Stoffwechselprodukte den Körper schädigen können. Auch dem macht Salbei den Garaus. Aber auch Schimmelpilzen, weswegen Salbeiextrakt in der Lebensmittelindustrie seit Längerem zum Haltbarmachen von

Lebensmitteln eingesetzt wird. Schon die Römer, die keinen Kühlschrank kannten, wickelten Lebensmittel in Salbeiblätter ein.
Die Antioxidantien bremsen Entzündungen aus, schützen das Herz und wirken Arteriosklerose entgegen, indem sie freie Radikale abfangen. In vielen Ländern ist Salbei ein Diabetesmittel. Auszüge von Salbei hemmen Enzyme, schwächen die Wirkung von Glukose ab und senken den Blutzuckerspiegel. Die Insulinsensitivität wird gesteigert und mehr Zucker in der Leber gespeichert. Rosmarinsäure hemmt die Glukoseabsorption im Darm und fördert die Aufnahme von Glukose durch Muskelzellen. Salbei verbessert Konzentration und Gedächtnis bei gesunden Menschen und Alzheimer-Patienten. Außerdem beugt Salbei Krebs vor und bekämpft vorhandene Krebszellen. Salbei hilft bei Wechseljahresbeschwerden, indem er den Hormonspiegel ausgleicht und eine übermäßige Schweißbildung ausbremst.
Achtung. In der Schwangerschaft und Stillzeit sollten Sie keine Salbeiprodukte verwenden. Die Gerbstoffe wirken adstringierend, zusammenziehend, und könnten Vorwehen auslösen bzw. die Menge der Muttermilch reduzieren. Zur Geburtseinleitung und zum Abstillen ist Salbei dagegen ideal. Ätherisches Salbeiöl vom Gartensalbei bitte nur äußerlich verwenden wegen der Thujone, die im Übermaß ungesund sind. Für die innere Anwendung bietet sich das ätherische Öl des Muskatellersalbeis an, weil es keinerlei Thujone enthält.

Was sagt die Wissenschaft?

Es gibt mehr als tausend wissenschaftliche Studien, welche die Wirkung von Salbei belegen. Salbeiextrakte wirken zelltoxisch selektiv auf Krebszellen. Sie hemmen deren Wachstum und fördern die Vermehrung gesunder Zellen zum Beispiel im Dickdarm. Eine Übersichtsstudie von M. Hamidpour u.a. belegt, dass Kaempferol, Rutin und Rosmarinsäure in Salbei ein Selbstmordprogramm in Krebszellen in Gang setzen und die natürlichen Killerzellen (NKZ) aktivieren, die wichtig sind zur erfolgreichen Bekämpfung von Krebszellen. Ein Ethanolextrakt aus Salbei war in der Lage, die Migration von Krebszellen, also die Metastasierung, zu unterbinden.[98]
Demenz- und Alzheimer-Erkrankungen nehmen zu, auch durch die längere durchschnittliche Lebenserwartung. Die vorbeugende Wirkung gegen diese neurodegenerativen Krankheiten war einer der Gründe, warum Salbei zur »Arzneipflanze des Jahres« gekürt wurde. Ätherisches Salbeiöl hemmt die Aktivität von Enzymen, die den Neurotransmitter Acetylcholin zersetzen, der verantwortlich ist für Denk- und Erinnerungsprozesse. In einer Doppelblind-Studie mit Alzheimer-Patienten entwickelten diejenigen, die Salbei bekamen, bessere kognitive Fähigkeiten als die Kontrollgruppe, und ihre Unruhe nahm ab. Die Forscher plädieren dafür, Salbeiextrakte zur Behandlung von Alzheimer-Patienten einzusetzen.[99]
Eine gute Übersichtsstudie über die pharmakologischen

Eigenschaften und positiven Wirkungen von Salbei-Produkten auf Gedächtnis, kognitive Fähigkeiten und deren Verbesserung bei Alzheimer-Patienten haben die Forscher um Marco Miroddi erstellt.[100]
»Silent inflammations«, stille Entzündungen, sind an der Entstehung von vielen Krankheiten beteiligt wie Arteriosklerose, Arthritis, Diabetes Typ II und Krebs. Forscher testeten Salbeiextrakte in den letzten zwanzig Jahren umfangreich auf ihre antientzündliche Wirkung. Sie machten besonders die Inhaltsstoffe Kampfer, Ursolsäure, Oleanolsäure, Quercetin, Naringenin, Salvigenin, Carnosol und Rosmarinsäure für die entzündungshemmende und immunmodulierende Wirkung verantwortlich. Immunmodulierend heißt, dass das Immunsystem die optimale Immunantwort gibt und nicht überreagiert (etwa mit einem Zytokinensturm). Die Produktion von verschiedenen entzündungsfördernden Zytokinen wird durch einen Salbeiextrakt gedrosselt, und die vermehrte Bereitstellung von Leukozyten führt zu einem Rückgang der Entzündung.[101]

Anwendungen

Salbei kann man als Tee trinken, das ätherische Öl unverdünnt auf Herpesbläschen und Insektenstiche tupfen. Ein Voll- oder Dampfbad lindert Erkältungssymptome. Mit Salbeiessig können Sie bei Kopfschmerzen Schläfen und Nacken betupfen. Mit einer Salbe auf Salbeibasis

können Sie kleine Wunden, Insektenstiche, Verbrennungen und Furunkel behandeln. In der Apotheke oder bei der Firma Bombastus bekommen Sie Mundwasser, Mundspray und Zahncreme auf Salbeibasis. Der Vorteil: Vergilbte Zähne werden wieder schön weiß, und diese Mittel dienen hervorragend als Karies- und Parodontose-Prophylaxe.
Eine Salbeitinktur ist verdauungsfördernd und appetitanregend. Salbeiwein wird als Medizinalwein Diabetikern und Menschen mit Verdauungsstörungen empfohlen. Wenn Sie ein paar Tropfen ätherischen Salbeiöls in eine Portion Haarspülung geben, wird trockenes Haar glänzend.[102]

Ideen für die Küche

Die Italiener verwenden Salbeiblätter viel und gern in der Küche. Garnieren Sie Kartoffel- und Gemüsegerichte, aber auch Süßspeisen mit Salbeiblättern und -blüten. Vollkornnudeln mit Salbeiblättern sind eine Delikatesse, auch zu Süßkartoffelstampf passen sie hervorragend. Machen Sie doch statt Rosmarinkartoffeln auf dem Backblech mal Salbeikartoffeln. Die Salbeiblätter sollte Sie aber erst die letzten zehn Minuten hinzugeben. Pannacotta mit Ananassalbei und Erdbeersoße hat Gourmetcharakter. Zerkleinerte und mit Dijon-Senf gemixte Salbeiblätter sind ein Geschmackserlebnis und vielseitige Beigabe. Salbei passt auch gut in grüne Smoothies.

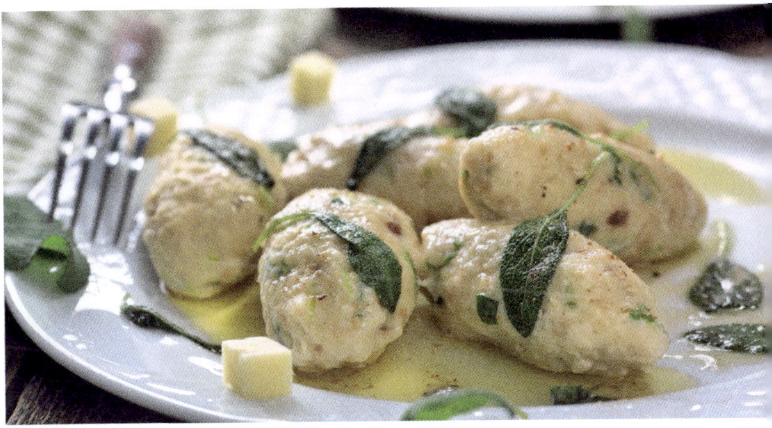

Knödel oder »Kasnocken« mit Salbeibutter – ein Genuss

Im eigenen Garten oder auf dem Balkon

Salbeisamen keimen erst nach etwa drei Wochen, und die Pflanze benötigt zwei Jahre bis zur ersten Ernte. Daher empfiehlt es sich, eine »fertige« Pflanze in der Gärtnerei oder im Versand zu kaufen und diese später durch Triebstecklinge oder Wurzelteilung zu vermehren. Ältere Pflanzen sollten nach der Frostperiode auf die Hälfte zurückgeschnitten werden, um nicht zu verholzen. Die Pflanze ist pflegeleicht, mag es aber gern sonnig. Nach vier Jahren sollte die Pflanze ausgegraben und geteilt werden und einen neuen Standort bekommen.

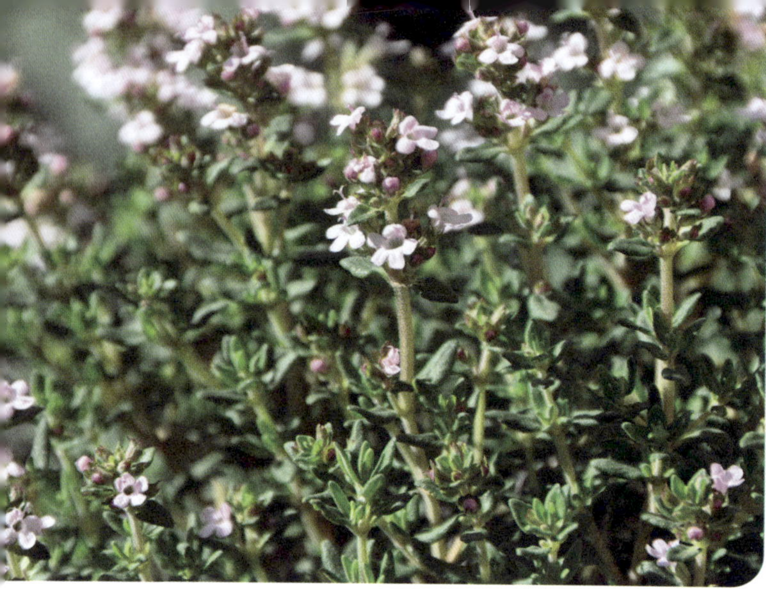

THYMIAN Macht Lunge und Seele frei

Auch Thymian gehört zu den aromatischen Mittelmeerkräutern. Sein bittersüßes Aroma schenkt vielen Speisen eine harmonische Geschmacksnote. Es handelt sich aber auch um eine potente Heilpflanze. Der Hauptbestandteil von Thymianöl ist Thymol, das den charakteristischen Duft und Geschmack der Pflanze prägt.

Ein bisschen was zur Geschichte

Der Thymian kann auf eine lange Geschichte als Heilpflanze zurückblicken. Die alten Ägypter benutzten ihn

als Parfumzutat und wegen seiner keimtötenden Wirkung zur Einbalsamierung.[103] Daher leitet sich vermutlich sein Name ab: »Tham« bezeichnete im Altägyptischen eine stark duftende, für Einbalsamierungen nützliche Pflanze. Im Altgriechischen stand das Wort »thymos« (latinisiert: Thymus) für Lebenskraft, Mut und Stärke. In der Antike war Thymian als Heilpflanze bekannt; seine Heilwirkungen wurden unter anderem von Plinius dem Älteren beschrieben. Hippokrates (460–377 v. Chr.) setzte Thymian bereits zur Behandlung von Atemwegserkrankungen ein, und Dioskurides empfahl ihn im 1. Jahrhundert n. Chr. bei Asthma, Ödemen, Ischias, Krämpfen und Menstruationsbeschwerden.[104]
Mithilfe von Benediktinermönchen kam die Pflanze im 11. Jahrhundert nach Mitteleuropa und wurde zuerst in Klostergärten angebaut. Von dort aus gelang ihr – wie vielen anderen Heilpflanzen – der Sprung in die privaten Gärten. Sowohl Hildegard von Bingen als auch Albertus Magnus schätzten die Heilwirkungen der Pflanze und machten sie als solche bekannt. In Südfrankreich bedeutete ein an die Tür gehängtes Sträußchen aus Thymianzweigen, dass ein Verehrer seine Liebe zeigen wollte.

Zur Biologie der Pflanze

Thymian, lateinisch *Thymus vulgaris L.*, gehört zur großen Familie der Lippenblütler. Einige der Namen des Echten Thymians bzw. Gartenthymians im Volksmund

sind Immenkraut – Thymian stellt eine hervorragende Bienen- und Insektenweide dar –, Römischer Quendel, Welscher Quendel, Zimis, Spanisches Kudelkraut, Demut oder Chölm. Thymian wird meist um die 20 Zentimeter hoch, selten bis zu 50 Zentimeter. Er hat vierkantige Stängel, an denen kleine, ovale dunkelgrüne Blätter wachsen, die stark duften.
Von April bis Juni blüht der Thymian. Seine hellrosa Blüten sind klein und sitzen in Kugeln oder Ähren an den Stängelspitzen. Es gibt außer dem Echten Thymian auch noch den Sand-Thymian, den Zitronen-Thymian und den Breitblättrigen Thymian, die aber keine pharmakologische Bedeutung haben.

Die Inhaltsstoffe

Für die gesundheitlichen Wirkungen vom Thymian sind hauptsächlich die ätherischen Öle in den Blättern verantwortlich. Davon haben die Phenole Thymol und Carvacrol den höchsten Anteil, weitere ätherische Öle sind die Flavonoide Zineol, Geraniol, Linalool, Naringenin, Luteolin, Thymomin, Limonen, Menthon und Kampfer. Die Pflanze enthält außerdem viele Lamiaceengerbstoffe oder Salicylate, Cumarine, Harze und Flavonoide.[105] Auch die Polyphenole Rosmarinsäure und Kaffeesäure haben ein hohes antioxidatives Potenzial. An Vitaminen enthält die Pflanze vor allem Beta-Carotin, Vitamin C und Vitamin K und etliche Mineralstoffe und

Spurenelemente wie Kalium, Eisen und Zink. Die Konzentrationen besonders der ätherischen Öle variieren stark nach Bodenbeschaffenheit, Erntezeit und Klima. Aufgrund seines hohen antioxidativen Potenzials zählt Thymian zu den Kräutern mit dem höchsten ORAC-Wert: Der **O**xygen-**R**adical-**A**bsorption-**C**apacity-Wert liegt bei 27 426, nur noch getoppt durch den Salbei mit einem ORAC-Wert von mehr als 32 000.[106]

Positive Wirkungen auf die Gesundheit

Thymian besitzt reichlich Antioxidantien. Die Pflanze wirkt antibakteriell, antiviral, entkrampfend sowie schleimlösend und stärkt unser Immunsystem. Sie besitzt aber auch Heilkraft bei Durchfall und weiteren Verdauungsbeschwerden sowie bei Menstruationsschmerzen. Thymian hilft bei Hautunreinheiten, lindert Zahnfleischentzündungen und unterstützt die Abheilung von Aphthen. Bei leichten Depressionen vertreibt er die Melancholie. Thymian verbessert die Blutzirkulation zum Beispiel nach Schlaganfällen. Ich betrachte Thymian fast als Alleskönner in Küche und Hausapotheke.

Was sagt die Wissenschaft?

Wegen seiner antibakteriellen Eigenschaften hemmen Thymianöl und auch wässrige Thymianauszüge wie Tees das Wachstum von unterschiedlichsten grampositiven und gramnegativen Bakterien.[107] Wegen seiner starken antimikrobiellen Wirkung wird Thymianöl auch zur Haltbarmachung von Lebensmitteln und Medikamenten eingesetzt.[108]

Thymian hat sich ähnlich wie Oregano als eine Art Wunderwaffe gegenüber antibiotikaresistenten Bakterienstämmen wie zum Beispiel dem gefürchteten Krankenhauskeim MRSA erwiesen.[109] Thymol, so konnten diverse Studien belegen, ist nicht nur in der Lage, die Zahl der Erreger signifikant zu reduzieren, sondern auch die Gefahr einer Resistenz-Entwicklung zu minimieren.[110] Schon 2010 konnte gezeigt werden, dass Thymianöl gegen vierzehn multiresistente Krankenhauskeime MRSA hochwirksam ist.[111] Die Forscher schlagen vor, Thymian- und Eukalyptusöl für die Behandlung von Infektionen durch MRSA-Keime heranzuziehen.

Thymian wirkt krampflösend und schmerzstillend. Bei Bronchitis kommt es darauf an, die entzündungsbedingt verkrampfte Bronchialmuskulatur zu entspannen, den Abtransport von Sekret und Pathogenen zu fördern und die Entzündung der Atemwegsschleimhaut zu lindern. Thymian erfüllt alle diese Funktionen und wird daher erfolgreich eingesetzt bei Keuchhusten, Reizhusten, Asthma und chronischer Bronchitis.[112] Eine Thymian-Efeu-Kombination erzielte bei 80 Prozent der Patienten – Erwachsene, Jugendliche und Kinder – eine rasche Verbesserung ihrer Bronchitis-Symptome. Das Produkt

Bronchipret Saft TE auf Thymianbasis – in Apotheken erhältlich – ist wegen der guten Verträglichkeit und Wirksamkeit für Kinder ab einem Jahr zugelassen.[113]
Das ätherische Thymianöl wirkt vorbeugend gegen Durchfallerkrankungen bzw. sogenannte Darmgrippen. Schon eine geringe Konzentration des ätherischen Thymianöls besitzt das Potenzial, die Durchfall erregenden Erreger wie Listerien, Salmonellen oder *Escherichia coli* zu vertreiben und unschädlich zu machen.[114]
Thymianöl erwies sich als genauso wirksam wie synthetische Anti-Durchfall-Mittel, die oft schwere Nebenwirkungen verursachen.[115]
Was die Wirkung als Krebsheilpflanze betrifft, liegen bisher erste Zell- und Laborstudien mit vielversprechenden Ergebnissen vor. Thymian hat eine gewebeschädigende Wirkung auf Darmkrebszellen und führt zum Absterben von Brustkrebszellen.[116]
Thymian hilft auch bei Diabetes Typ II und Herz-Kreislauf-Erkrankungen. Die Probanden fügten Thymian-Blättchen als Gewürz ihren Mahlzeiten zu, und der Glukosespiegel im Blut sank signifikant. Im Tierversuch konnte ein zu hoher Blutdruck deutlich gesenkt werden.[117]
Bei Akne übertraf die antibakterielle Wirkung einer aus Thymian gewonnenen Tinktur sogar den der herkömmlichen chemischen Produkte aus Benzoylperoxid[118], die oft zu Hautirritationen führen. Thymianöl hat sich aufgrund seines hohen antioxidativen Potenzials als hilf-

reich und wirksam auch bei anderen Hautproblemen wie Faltenbildung erwiesen.[119]
Weiter hat sich Thymian bewährt bei Pilzbesiedelungen im Mundbereich mit *Candida albicans* sowie bei Karies, Zahnfleischentzündungen und Parodontitis.[120] Empfehlungen für Mundspülungen finden Sie auf Seite 128.
Auch gegen medikamentenresistente Stämme von *Candida albicans* und *Candida tropicalis* zeigten sich Thymianöl und Thymol aus Thymian als hochwirksam.[121]
Bei Menstruationsschmerzen hilft Thymian besser als Schmerzmittel und ganz ohne deren Nebenwirkungen wie Kopfschmerzen, Akne, Übelkeit oder Schlaflosigkeit. Seine ätherischen Öle Thymol und Carvacrol senken den Prostaglandinspiegel.
2006 erschien die erste Studie von Rouzbahani u. a. zu diesem Thema, 2009 erschien eine weitere von Iravani u. a.
Die Forscher konnten belegen, dass Thymianöl Menstruationsschmerzen besser lindert als ein Placebo.
In einer randomisierten klinischen und mehrfach verblindeten Studie im Jahr 2014 untersuchten Wissenschaftler der Babol University of Medical Sciences im Iran an 84 Studentinnen die Wirkung des Thymians im Vergleich zu Ibuprofen bei Menstruationsschmerzen. Die Studie lief über drei Zyklen. In der Thymian-Gruppe waren die Frauen höchst zufrieden mit der Wirksamkeit, in der Ibuprofen-Gruppe nur mittelmäßig.[122] 52 Prozent der betroffenen Frauen beurteilten die Wirkung des

Thymianextraktes als »exzellent«. Es wurde ein 2-prozentiges ätherisches Thymianöl verwendet. Wenn Sie das nicht in der Apotheke bekommen, bereiten Sie es sich selbst zu: 1 Tropfen Öl auf 50 Tropfen Wasser, das reicht für zwei Portionen. Gut verschlossen aufbewahren. Meine Tochter macht auch gute Erfahrungen mit starkem Thymiantee.[123]

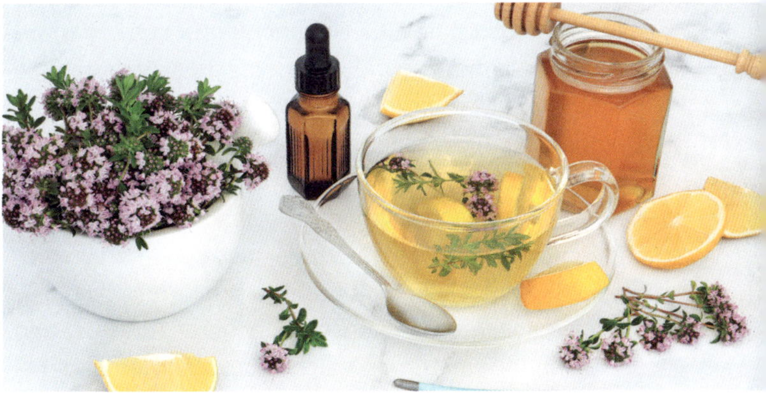

Thymiantee schmeckt und hilft bei vielen Baustellen.

Anwendungen

Hustenbonbons kann man leicht selbst herstellen: Bringen Sie 100 Gramm Koskosblütenzucker in einem Topf zum Schmelzen. Nehmen Sie den Topf vom Herd, und mischen Sie den flüssigen Zucker mit 2 Esslöffeln getrocknetem, zerrebelten Thymian. Lassen Sie die Mas-

se auf ein Backpapier tropfen und die Tropfen abkühlen. Nach einer Stunde können Sie die Bonbons vom Papier lösen und in einem geschlossenen Gefäß aufbewahren. Bei Halsschmerzen haben sich Thymian-Brustwickel bewährt. Auch Thymiansirup – in der Apotheke erhältlich – hilft bei Bronchitis. Bei Erkältungen helfen Thymian-Dampfbäder und Thymiantee.
Als Mundspülung eignet sich Thymiantee ebenfalls. Alternativ stellt man eine Thymiantinktur aus hochprozentigem Alkohol her und gurgelt regelmäßig damit, bis die Beschwerden verschwunden sind. Alkoholfreie Thymiantinktur auf der Basis von pflanzlichem Glycerin gibt es von der Firma »Kasimir & Lieselotte«.
Einen alkoholfreien Thymiansirup als Hustensirup können Sie mit starkem Tee und Rohrzucker herstellen. Einen halben Liter Tee mit 500 Gramm Rohrzucker in einem Topf erwärmen, bis sich der Zucker aufgelöst und die Mischung eine sirupähnliche Konsistenz erreicht hat. In dunkle Flaschen füllen, mit einem Korken verschließen und kühl lagern.
Mit einem Thymiantee-Spray können Sie morgens und abends Ihr Gesicht besprühen und damit das Hautbild verbessern. Aphthen können Sie mit einer Mischung aus 1 Tropfen Thymianöl mit 1 Teelöffel Olivenöl vermischt mit einem Wattestäbchen betupfen. Warzen können Sie erfolgreich bekämpfen, indem Sie 20 Tropfen Thymianöl mit 10 Milliliter 40%-igem Alkohol mischen und auf die Warzen auftragen.

Ideen für die Küche

Thymian verfeinert Suppen, Kartoffel- und Gemüsegerichte. Getrockneter Thymian ist dreimal so konzentriert wie frischer. Thymian wird den Speisen während des Garprozesses zugegeben und kann mitgekocht werden. Thymian auf der Fensterbank vertreibt lästige Fliegen und andere Insekten aus der Küche.

Im eigenen Garten oder auf dem Balkon

Thymian ist pflegeleicht und lässt sich im Garten, auf dem Balkon oder auf einem sonnigen Fensterbrett hegen. Ideal ist ein vollsonniger Standort. Angesät wird Thymian im zeitigen Frühjahr in Anzuchterde, die mit etwas Sand vermischt ist. Etwa nach zehn Tagen keimen die Samen. Wenn die Pflänzchen 10 Zentimeter groß sind, können sie in einen Topf oder in den Garten gepflanzt werden. Einfacher ist es, eine »fertige« Pflanze im Gartencenter zu kaufen. Die Pflanze ist winterhart. Die Blätter werden vor der Blüte geerntet, dann sind ihre Inhaltsstoffe am konzentriertesten, die Ernte geht aber auch noch während der Blüte. Blätter, Knospen und Blüten können verwendet werden. Zum Trocknen nehmen Sie ein Dörrgerät oder hängen die Stängel als Bündel an einem warmen, trockenen und dunklen Ort auf. Getrocknet und in luftdicht verschlossenen Gläsern oder Dosen dunkel gelagert hält sich Thymian etwa ein Jahr lang.

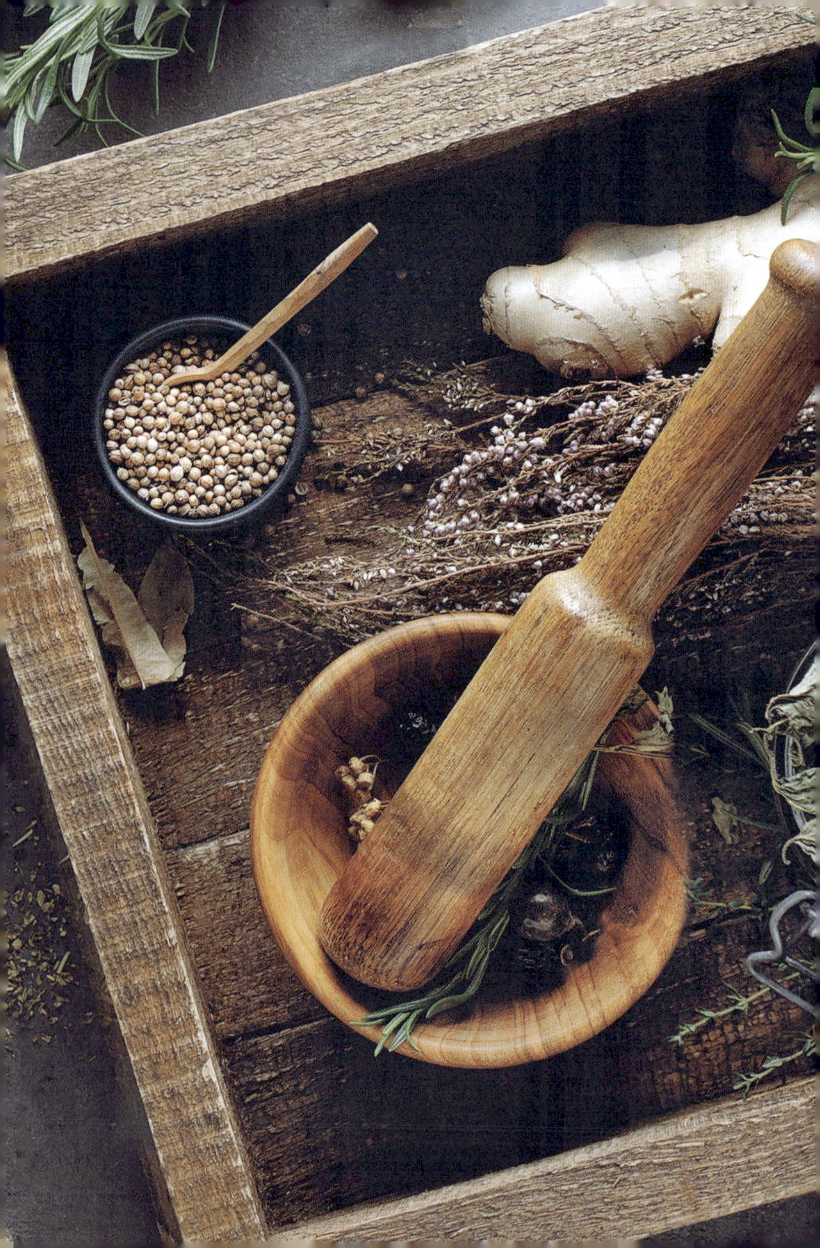

Beschwerden von A bis Z

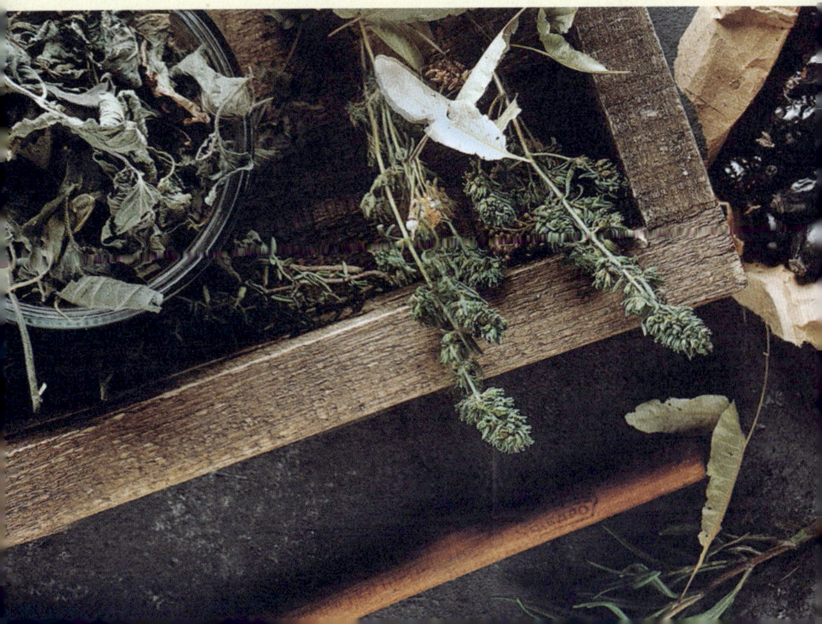

Was hilft wobei?

Im Folgenden gebe ich Ihnen einen Überblick, welche Kräuter wie und bei welchen Krankheiten helfen – prophylaktisch und als Therapie.

Abszess, Geschwüre

Diese eitrigen Entzündungen werden von Bakterien verursacht. Gehen Sie bei größeren Abszessen bitte unbedingt zum Arzt.

Diese Kräuter helfen:

- Dill (ätherisches Öl)
- Melisse (Umschläge mit Melissentee)
- Salbei (Umschläge mit Salbeitee, ätherisches Öl)

Appetitmangel

Die Ursachen können auch psychisch durch Stress bedingt sein und sollten abgeklärt werden, wenn der Appetitmangel länger andauert.

Diese Kräuter helfen:

- Bärlauch (frische Blätter)
- Dill (Abkochung als Tee, frisches Kraut)
- Melisse (Tee)
- Pfefferminze (Tee)
- Rosmarin (Tee, Tinktur)

- Salbei (frisch oder als Tee). Alternativ ätherisches Öl des thujonfreien Muskatellersalbeis: 3 Tropfen in 1 Glas Wasser geben und trinken.

Arteriosklerose

Arteriosklerose wird im Volksmund auch als »Arterienverkalkung« bezeichnet. Durch Ablagerungen von Blutfetten und Kalk verengt sich das Volumen der Arterien. Der Blutdruck steigt. Hoher Blutdruck ist der Hauptrisikofaktor für Herzinfarkt und Schlaganfall.

Diese Kräuter helfen:

- Bärlauch (frisch oder als Tinktur: zehnmal täglich 10 bis 20 Tropfen). Alternativ Bärlauch-Frischblatt-Granulat oder Frischblatt-Kapseln von Dr. Pandalis (Apotheke).
- Salbei (Tee, Frischblatt)

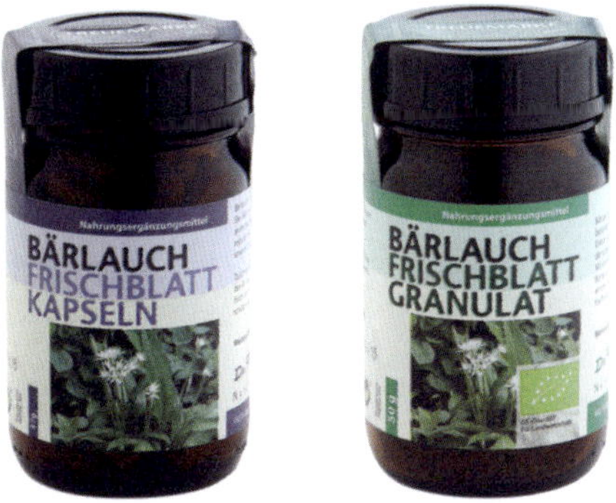

Arthrose, Arthritis

Arthrose ist eine Abnutzungserscheinung der Gelenke, die all diese betreffen kann. Überlastung zum Beispiel durch Übergewicht greift die Gelenke an. Gelenkentzündungen – Arthritis – können zu starken Schmerzen und Bewegungseinschränkungen führen.
Diese Kräuter helfen:

- Pfefferminze (ätherisches Öl: dreimal täglich 10 bis 20 Tropfen, in Wasser gelöst, trinken oder das betroffene Gelenk damit einreiben)
- Rosmarin (Tinktur innerlich und äußerlich, ätherisches Öl nur äußerlich)

Asthma

Bei Asthmaanfällen leiden die Betroffenen unter vorübergehenden Atemnotattacken. Die Bronchialmuskulatur zieht sich krampfartig zusammen. Meist muss medikamentös behandelt werden, auch Homöopathie kann ihre Wirkung tun.
Diese Kräuter helfen:

- Bärlauch (Frischblatt oder Frischblatt-Granulat von Dr. Pandalis)

Bauchschmerzen

Bauchschmerzen können vielerlei Ursachen haben, wie chronischen oder akuten Stress, zu viel oder verdorbenes Essen, eine Magen-Darm-Verstimmung oder eine Entzündung im Verdauungstrakt. Tauchen sie scheinbar ohne erkennbare Ursache auf oder kommen sie immer wieder, sollten Sie einen Arzt mit Kenntnissen in der Naturheilkunde aufsuchen.

Diese Kräuter helfen:

- Dill (Tee, ätherisches Öl innerlich: 3 Tropfen auf 1 Glas Wasser)
- Salbei (Tee, ätherisches Öl vom Muskatellersalbei)

TIPP

Ich habe auch gute Erfahrungen mit Kamillentee gemacht. Kamille ist kein Küchenkraut, aber eine potente Heilpflanze.

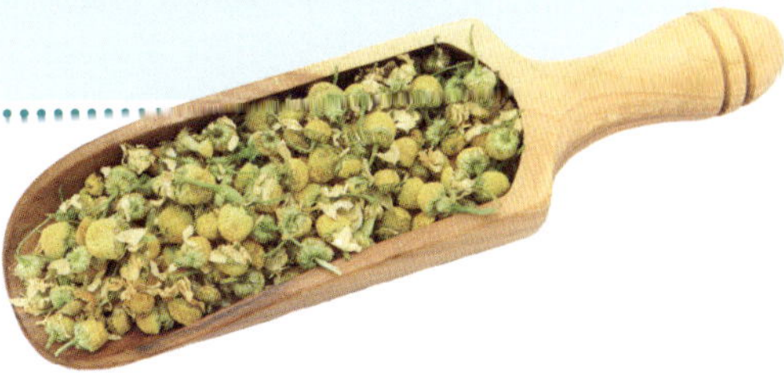

Blähungen

Blähungen heißen im Fachjargon Flatulenzen und sind meistens ungefährlich, machen einen allerdings nicht gerade gesellschaftsfähig. Unterdrücken wir Blähungen, belasten die Gase unser System. Der Verzehr z. B. von frischem Brot oder Hülsenfrüchten verursacht bei vielen Menschen Flatulenzen; auch Stress kann Blähungen hervorrufen. Man kann es mal mit dem »Schmauen« probieren, sehr gründlichem Kauen und Einspeicheln. Manchmal verursachen Blähungen auch krampfartige Bauchschmerzen.

Diese Kräuter helfen:

- Bärlauch (Frischblatt, Tee)
- Basilkum (Tee)
- Dill (Tee, ätherisches Öl)
- Fenchel (Tee, Tinktur, Öl in der Duftlampe)
- Pfefferminze (Tee)
- Rosmarin (Tinktur innerlich und äußerlich zum Einreiben)

Blasenentzündung

Frauen sind viel öfter betroffen. *Escherichia-coli*-Bakterien können durch falsche Intimhygiene vom Darm in die Harnröhre und bis in die Blase wandern. Unterkühlung kann die Entwicklung einer Blasenentzündung begünstigen.

Diese Kräuter helfen:

- Petersilie (Tee)

TIPP

Außerdem haben sich Kamillentee und Cranberrysaft (etwa 400 Milliliter täglich) bewährt.

Bluthochdruck

Der ideale Blutdruck liegt bei 120/80 mmHg und wird durch die Pumpleistung des Herzens und den Querschnitt der Gefäße bestimmt. Ab einem Wert von 140/90 mmHg spricht man von Bluthochdruck. Übergewicht, Bewegungsmangel, Rauchen, übermäßiger Alkoholkonsum, zu viele tierische Fette, Stress sowie Nieren- oder Herzerkrankungen gelten als mögliche Ursachen. Bluthochdruck ist ein Risikofaktor für Herzinfarkt oder Schlaganfall. Herz-Kreislauf-Erkrankungen sind bei uns Todesursache Nummer eins.

Diese Kräuter helfen:

- Bärlauch (frische Blätter, Tinktur)
- Salbei (frische Blätter, Tee, Tinktur)

TIPP

Auch Knoblauch hat eine blutdrucksenkende Wirkung.

Bronchitis

Es gibt zwei Arten einer Bronchitis, die akute und die chronische. Bei der akuten Bronchitis handelt es sich um eine Entzündung der Schleimhäute in den unteren, meist größeren Atemwegen. Verursacher sind in der Regel Viren. Auf die virale Infektion kann sich eine bakterielle »draufsetzen«. Erst ist der Husten trocken, dann wird er »produktiv«, das heißt, er ist mit Auswurf verbunden. Weitere Symptome sind Fieber, Gliederschmerzen, Heiserkeit und Schnupfen. Von einer chronischen Bronchitis sprich man, wenn sie drei Monate oder länger anhält und in mindestens zwei aufeinanderfolgenden Jahren auftritt; sie trifft am ehesten Raucher, aber auch Bergarbeiter und Menschen, die ständig Staub oder ungesunden Dämpfen ausgesetzt sind.

Diese Kräuter helfen:

- Bärlauch (frische Blätter, Tinktur)
- Thymian (Tee)
- Salbei (Tee, Dampfbad)

TIPP

Sie können es auch mit einem Kamillen-Dampfbad versuchen. Das duftende Zauberkraut wirkt auch hier hervorragend. Einfach 1 Handvoll getrocknete Kamillenblüten ins heiße Wasser geben, ziehen lassen und tief einatmen.

Depressive Verstimmung

Depressive Verstimmungen und Depressionen nehmen zu. Im Laufe seines Lebens wird vermutlich jeder fünfte Deutsche eine schwere Depression erleiden. Ursache kann eine genetische Veranlagung sein, chronischer Stress, Überforderung privat oder im Berufsalltag, finanzielle Probleme oder auch ein schwerer Verlust. Eine richtige Depression gehört in die Hände eines Facharztes.

Diese Kräuter helfen:

- Basilikum (ätherisches Öl)
- Lavendel (ätherisches Öl)
- Thymian (ätherisches Öl)
- Melisse (ätherisches Öl)
- Muskatellersalbei (ätherisches Öl)

TIPP

Des Weiteren empfehle ich das Adaptogen Ashwagandha.[124] Adaptogene optimieren alle körperlichen und seelischen Funktionen. Johanniskraut hoch dosiert aus der Apotheke kann auch helfen. Eine vollwertige Ernährung und Bewegung an frischer Luft sind wichtig.Eine sinnstiftende Arbeit oder ein erfüllendes Ehrenamt sind ebenfalls hilfreich.

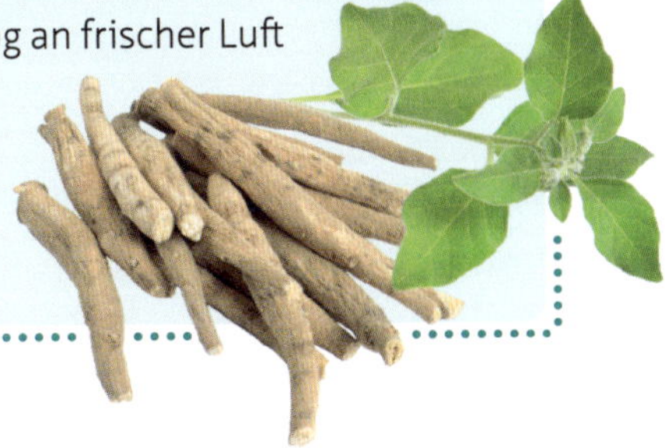

Durchfall

Oft will der Körper sich über den Durchfall von Schadstoffen befreien, die wir mit der Nahrung aufgenommen haben. Durchfall kann jedoch auch stressbedingt, als Symptom einer Darmerkrankung oder aufgrund einer Virusinfektion auftreten.

Diese Kräuter helfen:

- Bärlauch (frische Blätter, Tinktur)
- Pfefferminze (Tee)
- Salbei (Tee)

Entzündungen

Im Genitalbereich

Bei Entzündungen im Genitalbereich oder Gebärmutterentzündungen sollten Sie natürlich ärztlich untersucht und behandelt werden. Begleitend kann der Heilungsverlauf mit Kräutern unterstützt werden.

Diese Kräuter helfen:

- Salbei (Bad)
- Ringelblume (Sitzbad)

TIPP

In der Hildegard-Medizin wird bei Gebärmutterentzündungen eine Kamillensalbe empfohlen, die man mehrmals täglich vorsichtig in den Unterbauch einmassiert.

In Mund und Rachen

Bei Entzündungen im Mund-Rachen-Raum sollten Sie, wenn Fieber dazukommt, einen Arzt aufsuchen.
Diese Kräuter helfen:

- Salbei (Tee zur Mundspülung)
- Oregano (Tee zur Mundspülung)
- Thymian (Tee zur Mundspülung)

Erbrechen und Übelkeit

Auch durch Erbrechen versucht der Körper Schadstoffe oder Unverdauliches wieder loszuwerden. Es kann eine Magen-Darm-Infektion vorliegen, oder Erbrechen wird durch akuten Stress ausgelöst. Auch kann der Gleichgewichtssinn gestört sein, wie auf Schiffsreisen bei Wellengang oder im Auto. Bei länger anhaltendem Erbrechen sollte ein Arzt konsultiert werden. Sorgen Sie immer für einen Ausgleich des Flüssigkeitshaushalts.
Diese Kräuter helfen:

- Dill (Tee)
- Pfefferminze (Tee)

TIPP

Auch ein Tee aus einem Stück Ingwerknolle kann Übelkeit hervorragend lindern.

Erkältung

Erkältungen können Reinigungskrisen sein – der Körper versucht, Schlacken durch Schleimabsonderung loszuwerden. Wer sich ungesund mit viel Zucker, Fertigprodukten, Junkfood und Weißmehlprodukten ernährt, hat daher öfter Erkältungen als jemand, der zu Vollwertprodukten und pflanzlicher Nahrung greift. Aber es kann auch jemand oder etwas dahinterstecken, von dem wir »die Nase voll haben«. Symptome sind Mattigkeit, Halsschmerzen, geschwollene Schleimhäute. Später kommen Fieber, Schnupfen und Husten dazu. Erkältungen werden von Viren verursacht, die bei einem geschwächten Immunsystem leichtes Spiel haben. Denken Sie daher an Prophylaxe: Wechselduschen, Sauna mit Kaltwasserbecken danach, viel Bewegung an frischer Luft auch im Winter sowie eine vitaminreiche und pflanzenbetonte Kost.
Diese Kräuter helfen:

- Melisse (Tee)
- Pfefferminze (Tee, ätherisches Öl, Bad)
- Salbei (Tee, ätherisches Öl)
- Thymian (Bad)

TIPP

Auch Holunderblüten helfen als Tee oder Dampfbad.[125] Zur Prophylaxe wegen der Anthozyane, der blauen Farbstoffe, bitte auch Holunderbeeren-Tee trinken.

Erschöpfung

Viele Menschen fühlen sich zunehmend erschöpft und leiden an Burn-out. Familiärer Stress und Druck am Arbeitsplatz können dahinterstecken, und natürlich lässt einen die aktuelle Weltlage auch nicht kalt. Die meisten sind viel zu viel im Sympathikus-Modus, der für Aktivität steht, und erleben zu wenig den Vagus-Modus der Entspannung. Die Nebennieren können sich dadurch erschöpfen, was zu Antriebsschwäche und Schlafstörungen führt.

Diese Kräuter helfen:

- Basilikum (Öl)
- Salbei (Öl, Tinktur)

TIPP

Außerdem empfehle ich die Adaptogene Ashwagandha und Rosenwurz. Rosenwurz (Rosiola) aktiviert, Ashwagandha schenkt innere Ruhe und gleichzeitig Energie. Ich empfehle auch vorbeugend Meditation und das authentische Reiki, eine einfache Methode für Tiefenentspannung und Stressabbau, die ich seit 1984 bundesweit und zurzeit in Hamburg und München unterrichte.

Fieber

Fieber ist keine eigenständige Erkrankung, sondern bedeutet, dass der Körper durch eine erhöhte Körpertemperatur schädliche Keime wie Viren und Bakterien bekämpfen und eliminieren will. Daher sollte man bei leichtem Fieber bzw. erhöhter Temperatur keine fiebersenkenden Mittel nehmen. Steigt das Fieber über 39 Grad, sollte man einen Wadenwickel anlegen. Dazu gibt man zwei Leinentücher in zimmerwarmes Wasser, wringt sie aus, wickelt sie um die Unterschenkel des Fiebernden und deckt den Wickel mit einem trockenen Tuch ab. Nach zehn Minuten wechseln (insgesamt dreimal) und dann eine längere Pause einlegen.

Fußpilz

1 Tropfen Oreganoöl mit 1 Teelöffel Kokosöl vermischen und auftragen. Hilft auch bei Nagelpilz.

Halsschmerzen

Siehe Erkältung

Husten

Siehe Bronchitis und Erkältung

Insektenstiche

Insektenstiche jucken meist nur unangenehm. Gefährlich wird es, wenn Bienen, Wespen oder Hornissen in den Mund- oder Rachenbereich stechen. Dann bitte sofort den Notarzt rufen, es kann zum Erstickungstod kommen! Dasselbe gilt für Allergiker, die durch das Fremdeiweiß im Insektensekret einen anaphylaktischen Schock erleiden können.

Diese Kräuter helfen:

- Basilikum (ätherisches Öl)
- Melisse (Tee)
- Petersilie (Tee)
- Salbei (Tee, ätherisches Öl)

TIPP

Hilfreich ist es auch, frischen Spitzwegerich zu zerdrücken und auf die Einstichstelle zu legen.
Das beruhigt den Juckreiz und lindert den Schmerz.

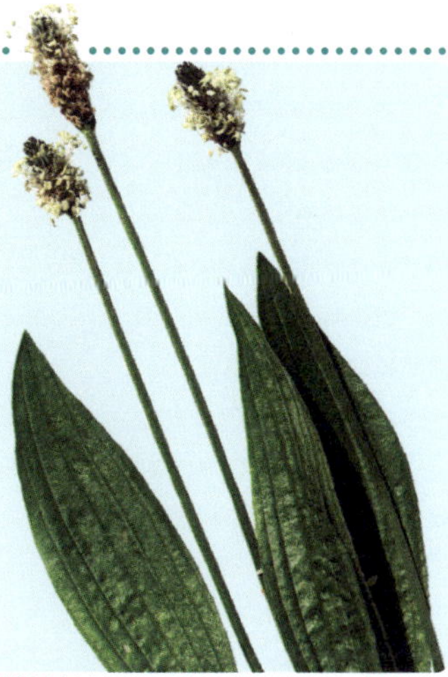

Kopfschmerzen

Kopfschmerzen können verschiedene Ursachen haben und Symptome von Nackenverspannungen, Stress und Überlastung sein. Halten sie längere Zeit an, sollte ein Arzt die Ursachen abklären.

Diese Kräuter helfen:

- Melisse (Tinktur)
- Oregano (Öl, ätherisches Öl)
- Pfefferminze (Tee, Aufguss mit kochender Milch oder Pflanzenmilch)
- Rosmarin (Tee, Öl)
- Salbei (Öl, ätherisches Öl vom Muskatellersalbei)

Lippenherpes

70 Prozent der Erwachsenen sollen Herpes-simplex-Viren in sich tragen. Kommt Stress, Sonnenexposition, der Beginn der monatlichen Regel oder eine Erkältung hinzu, kann es zum Ausbruch kommen. Die Erkrankung ist sehr unangenehm, an Lachen, Lächeln oder Küssen ist nicht zu denken.

Diese Kräuter helfen:

- Melisse (ätherisches Öl)
- Salbei (ätherisches Öl)

Magenbeschwerden

Zu viel Magensäure kann zu Übelkeit führen. Ursachen sind übermäßiger Alkohol-, Kaffee- und Nikotingenuss, hastiges Essen, zu scharfe Speisen, psychische Belastungen und Stress. Stress ist ein »Säurelocker«. Wer längere Zeit oder häufiger Magenbeschwerden hat, sollte die Ursachen vom Arzt abklären lassen.

Diese Kräuter helfen:

- Basilikum (Tee)
- Dill (Tee)
- Fenchel (Tee)
- Pfefferminze (Tee)
- Salbei (Tee)
- Thymian (Tee)

TIPP

Auch mit Kamillentee werden gute Erfahrungen bei Magenbeschwerden gemacht. Eine Kümmelsalbe hilft bei Magen-Darm-Krämpfen und kann sogar schon bei Säuglingen angewendet werden.

Menstruationsbeschwerden

Viele Frauen, egal welchen Alters, besonders aber in der Pubertät, leiden unter Menstruationsschmerzen. Oft sind die Prostaglandine dafür verantwortlich, welche die Kontraktion der Gebärmutter anregen.
Diese Kräuter helfen:

- Basilikum (ätherisches Öl)
- Dill (Sitzbad)
- Melisse (Tee)
- Petersilie (Tee)
- Rosmarin (Tee)
- Thymian (Tee, verdünntes Öl → Seite 127)

Migräne

Migräneanfälle sind für die Betroffenen sehr unangenehm. Meistens kündigen sie sich mit einem Flimmern vor den Augen oder Taubheitsgefühlen – der sogenannten Aura – an. Es handelt sich um starke pulsierende Kopfschmerzen, die oft mit Übelkeit, Erbrechen sowie Lärm- und Lichtempfindlichkeit Hand in Hand gehen. Die Anfälle dauern zwischen wenigen Minuten und mehreren Tagen. Betroffene müssen sich für diese Zeit meist in ein abgedunkeltes Zimmer zurückziehen und ertragen weder Lärm noch Licht.
Diese Kräuter helfen:

- Basilikum (ätherisches Öl)

- Pfefferminze (Tee)
- Rosmarin (ätherisches Öl)
- Salbei (Tee, ätherisches Öl vom Muskatellersalbei)

TIPP

Da Migräne vielseitige Ursachen hat, die auch häufig mit der Ernährung oder Stress zu tun haben, ist es sinnvoll, diese medizinisch abklären zu lassen.

Schlafstörungen

Einschlaf- und Durchschlafprobleme sind weitverbreitet. Die Tiefschlafphasen können gestört sein. Der Organismus kann sich nicht ausreichend regenerieren, nicht genug Abwehrkörper bilden und auch nicht ausreichend entgiften. Die Betroffenen fühlen sich gerädert, ihre geistige und körperliche Leistungsfähigkeit ist eingeschränkt, es besteht die Gefahr des Sekundenschlafs. Menschen mit Schlafstörungen haben oft Gewichtsprobleme.

Diese Kräuter helfen:

- Basilikum (Tee)
- Dill (Tee)
- Lavendel (Lavendelöl aufs Kopfkissen oder ein paar Tropfen in ein Lavendelbad)
- Melisse (Tee)
- Pfefferminze (Tee)

Wechseljahresbeschwerden

Wechseljahresbeschwerden wie Hitzewallungen, trockene Schleimhäute, Stimmungsschwankungen, Gewichtszunahme, Blasenschwäche, Schlafstörungen und Libido-Verlust sind sehr verbreitet. Viele Frauen sind gereizt, erleben depressive Verstimmungen, und ihnen ist öfter schwindelig. Der Grund ist, dass die Östrogen- und Progesteronproduktion nachlässt. Es ist wichtig, Pflanzen zu sich zu nehmen, die Phytoöstrogene wie Isoflavonoide enthalten, welche die Östrogenproduktion in den Nebennieren aktivieren, sodass es nicht zu einem plötzlichen und gravierenden Hormonabfall kommt. Dazu gehören neben Salbei Kichererbsen, Brennnesseln und Sojabohnen. Über Salbei und die Brennnessel habe ich jeweils ein Buch in dieser Reihe verfasst. Salbei bremst zusätzlich eine extreme Schweißentwicklung aus.

Diese Kräuter helfen:

- Fenchel (Tee)
- Melisse (Tee)
- Rosmarin (Tee)
- Salbei (Tee, Öl, Tinktur, Bad)

Ein Wort zum Schluss

Unter den vorgestellten Küchenkräutern findet sich so manches »Wunderkraut«. Meine Devise: Leben Sie glücklich im Einklang mit Mutter Natur. Betreiben Sie möglichst Gesundheitsvorsorge auf täglicher Basis mit Küchenkräutern und Wildpflanzen. Konservieren Sie Heilpflanzen für den Winter. So erhöhen Sie Ihre Chancen, gesund und glücklich alt zu werden. Kräuter sind wie gute Freunde, auf sie ist immer Verlass. Wenn Sie Küchenkräuter trocknen, zieht ein schöner angenehmer Duft durch Ihre Wohnung. Ich glaube an die Kraft der Natur. Unsere Vorfahren waren darauf angewiesen, es gab ja noch keine Schulmedizin. Glaube? Die meisten volksmedizinischen Anwendungen sind mittlerweile durch die Wissenschaft bestätigt worden. Sardinien beispielsweise gehört zu den Blue Zones mit einer besonderen Häufung von gesunden Hundertjährigen. Ich habe diese Insel auch deshalb bereist. Dort ist Tee aus Oregano ein Nationalgetränk und auch als Gartenkraut beliebt, neben weiteren Antioxidantien-Stars wie Thymian, Lavendel, Rosmarin und Salbei. Werden Sie selbst zu Ihrer eigenen »Blue Zone«. Wir brauchen nicht nach Sardinien auszuwandern, um gesund zu leben. Alle unsere täglichen kleinen Entscheidungen bestimmen darüber. Ich bin fest davon überzeugt, dass unser individueller Weg unsere Gesundheit, unser Wohlergehen und unsere Zukunft ausmacht. Wichtig sind natürlich auch

Bewegung wie Yoga, Ausdauer- und Krafttraining sowie eine Methode zum Stressabbau wie Meditation oder das authentische Reiki. Auch eine Tätigkeit, ob beruflich oder im Ehrenamt, die einem guten und großen Zweck dient, macht geistig fit und erhält die Lebensfreude. Seien Sie die Veränderung, die Sie von der Welt erwarten.
Treffen wir uns im »Club der fitten Hundertjährigen«?

Bleiben Sie gesund!
Ihre Barbara Simonsohn

Literatur

Bergmann, Heide
Lang lebe mein Basilikum, Ulmer Verlag, Stuttgart 2024

Eckenbrecht, Irmela
Die Kräuterspirale, pala Verlag, Darmstadt, 5. Aufl. 2006

Erckenbrecht, Irmela
Neue Ideen für die Kräuterspirale, pala Verlag, Darmstadt, 2. Aufl. 2009

Mihailescu, Gisela und Andreas
Gegen jede Krankheit ist ein Kraut gewachsen, rororo Verlag, Reinbek 1983

Rubin, Franziska
10 Kräuter gegen 100 Krankheiten, Goldmann Verlag, München 2023

Schwarz, Gabriela
Die Heilkraft der Kräuter, Herbig Verlag, München 2010

Simonsohn, Barbara
Artemisia Annua, Mankau Verlag, Murnau, 11. Aufl. 2024

Simonsohn, Barbara
Ashwaganda, Narayana Verlag, Kandern 2024

Simonsohn, Barbara
Das authentische Reiki, Jim Humble Verlag Roermond NL, 2018

Simonsohn, Barbara
Die 5 »Tibeter« ganz einfach, Schirner Verlag, Darmstadt, 4. Aufl. 2020

Simonsohn, Barbara
Einfach Reiki, Schirner Verlag, Darmstadt 2023

Simonsohn, Barbara
Salbei – Mutter aller Heilpflanzen, Mankau Verlag, Murnau, 2. Aufl. 2024

Simonsohn, Barbara
Säuren loswerden, Schirner-Verlag, Darmstadt 2014

Simonsohn, Barbara
Zistrose, Mankau Verlag, Murnau, 2. Aufl. 2023

Storl, Wolf-Dieter
Der Kosmos im Garten, AT Verlag, Aarau, Schweiz 2001

Treben, Maria
Heilkräuter aus dem Garten Gottes, Heyne Verlag, München, 10. Aufl. 1991

Endnoten

1 Vgl. M. Bischof, »Das Licht in unseren Zellen«, Zweitausendeins, Frankfurt a. Main 1995

2 B. Simonsohn, »Brennnessel«, Mankau Verlag, Murnau am Staffelsee 2022

3 Vgl. K. Dittrich u. C. Leitzmann, »Bioaktive Substanzen. Neuentdeckte Wirkstoffe für Ihre Gesundheit«, Trias, Stuttgart 1996, S. 13

4 Ausführliches über den Anbau von Küchenkräutern in M. Soboll, »Aroma aus dem Garten«, Gartenfreund Nr. 6/ Juni 2024 www.gartenfreunde.de

5 Zitiert nach W.-D. Storl, »Vom rechten Umgang mit heilenden Pflanzen«, Bauer, Freiburg im Breisgau 1986, S. 258

6 Vgl. Literaturliste, Seite 153

7 Vgl. G. Schwarz, »Die Heilkraft der Kräuter«, Sonderausgabe Kopp Verlag, S. 55 (Originalausgabe F.A. Herbig, München 2010)

8 Vgl. ebd., S. 56

9 Dr. Pandalis in »Urheimische Notizen« 1/2021

10 Vgl. »Therapiewoche« 39, 45, Jahrgang 1989

11 Vgl. Dr. med. H.-W. Feldhaus (2001), »Die Bedeutung von Bärlauch für die Schwermetallausleitung« (Adresse des Studienleiters: Lönsweg 3, 48477 Hörstel, Studie liegt der Autorin vor.)

12 Vgl. H. Kiesewetter (1992), »Offene Phase I Untersuchung zur Dosisabhängigkeit der Wirkung von Bärlauch auf die Mikrozirkulation bei acht gesunden Probanden«, Charité, Berlin

13 Vgl. A. Sendl u.a. (1992), »Comparative pharmacological Investigations of Allium ursinum and Allium sativum«, Planta Med, 58 (1)

14 Vgl. Professor D. H. Robenek, Institut für Arterioskleroseforschung an der Universität Münster, »Bärlauch Frischblatt Granulat von Dr. Pandalis wirkt auf allen Ebenen den Gefäßerkrankungen entgegen«, 13.4.2004, robenek@uni-muenster.de

15 Vgl. www.wiberg.eu und www.explore.globalhealing.com

16 Vgl. https://www.focus.de/gesundheit/gesundleben/fitness/koriander-gen-warum-kann-man-das-kraut-nur-hassen-oder-lieben_id_10677860.html

17 Vgl. F. Rubin: »10 Kräuter gegen 100 Krankheiten«, Goldmann Verlag, München 2023, S. 101

18 Vgl. »The Health Benefits of Cilantro«, www.explore-globalhealing.com

19 Vgl. V. Nair u.a., »Evaluation of disease odifying activity of Coriandrum sativum in experimental models«, (2012), Indian Med Rs, 2012; 135(2): 240–5

20 Siehe auch den Artikel »Die ganzheitliche Entgiftungskur« von Darina Rehberg, www.zentrum-der-gesundheit.de

21 Vgl. F. Silva, »Coriander (Coriandrum sativum L.) essential oil: its antibacterial activity and mode of action evaluated by flow microbiology, 60, 1479–1486

22 Vgl. I. Kubo u.a., »Antibacterial Activity of Coriander Volatile Compounds against Sal, (2004), J. Agric. Food Chem. 52, 3329–3332

23 Vgl. F. Casetti, »Antimicrobial Activity Against Bacteria with Dermatological Relevance and Skin Tolerance of the Essential Oil from Coriandrum sativum L. Fruits«, (2011), Phytother. Res. 26: 420–424

24 Vgl. J. Reuter u.a., Anti-flammatory potential of a lipolotion containing coriander oil in the ultraviolet erythema test«, (2008), JDDG 10, 2008, Band 6

25 Vgl. F. Silva u.a., »Antifungal activity of Coriandrum sativum essential oil, its mode of action against Candia species and potential synergism with amphotericin B«, (2011), Phytomedicine 19 (2011) 42–47

26 Vgl. F. Rubin: »10 Kräuter gegen 100 Krankheiten«, Goldmann Verlag, München 2023, S. 108

27 Vgl ebd.

28 Vgl. S. Kasper u. a., »Lavender oil preparation Silexan is effective in generalized anxiety disorder – a randomized, double-blind study comparison to placebo and paroxetine«, International Journal of Neuropsychopharmacology (2014), 17, 859–869 und H. Woelk u.a., »A multi-center, double-blind, randomised study of the Lavender oil preparation

Silexan in comparison to Lorazepam for generalized anxiety disorder«, Phytomedicine 17 (2010) 94–99

29 Vgl. S. Akhondzadeh u.a., »Comparison of Lavandula angustifolia Mill. Tincture and imipramine in the treatment of mild to moderate depression: a double-blind, randomized trial«, (2003) Progress in Neuro-Psychopharmacolocy & Biological Psychiatry 27 (2003), 123–127

30 Vgl. E. Seifritz u.a, »Beneficial effects of Silexan on sleep are mediated by its anxiolytic effect«, (2019) J Psychiatr Res. 2019 Aug.

31 Vgl. F. Scheikhan u.a., »Episiotomy pain relief: Use of Lavender oil essence in primiparous Iranian women«, (2012), Complement Ther Clin Pract. 2012 Feb.

32 Vgl. M. Soheili u.a., »Lavandula angustifolia biological characteristics: An in vitro study«, (2018), J Cell Physiol. 2019; 1–7

33 Vgl. G. u. A. Mihailescu, »Gegen jede Krankheit ist ein Kraut gewachsen«, Rowohlt, Reinbek bei Hamburg 1984, S. 234

34 Vgl. SPIEGEL Wissenschaft vom 14.4. 2009 www.spiegel.de

35 Vgl. G. Schwarz: »Die Heilkraft der Kräuter«, Herbig Verlag, München 2010, S. 104

36 Vgl. S. Miraj u.a., »Melissa officinalis L: A Review Study With an Antioxidant Prospective«, (2017), Journal of Evidence-Based Complementary & Alternative Medicine Vol. 22(3) 385–394

37 Vgl. A. Scholey u.a., »Anti-stress effects of lemon balm-containing foods«, (2004), Nutrients 6 (11): 4805–21

38 Vgl. J. Cases u.a., »Pilot trial of Melissa officinalis L. leaf extract in the treatment of volunteers suffering from mild-to-moderate anxiety disorders and sleep disturbances«, (2011), Mediterr J Nutr Metabol 2011;4(3): 211–8

39 D. O. Kennedy u.a., »Attentuation of laboratory-induced stress in humans after acute administration of Melissa officinals (Lemon Balm)«, (2004), Psychosom Med 66(4):607–13

40 H. Haybar u.a., »The effects of Melissa officinalis supplementation on depression, anxiety, stress, and sleep disorder in patients with chronic angina«, (2018), Clinical Nutrition Espen e1–e6

41 Vgl. A. Soltanpour u.a., »Effects of Melissa officinalis on anxiety and sleep quality in patients undergoing coronary artery bypass surgery: A double-blind randomized placebo controlled trial«, (2019), European Journal of Integrative Medicine 28(11)

42 Vgl. D. O. Kennedy u.a., »Modulation of Cognitive Performance Following Acute Administration of Single Doses of Melissa Officinalis (Lemon Balm) with Human CNS Nicotinic and Muscarinic Receptor-Binding Properties« (2003), Neuropsychopharmacology 28, 1871–1881

43 C. Ballard u.a., »Aromatherapy as a safe and effective treatment for the management of agitation in severe dementia: the results of a double blind, placebo controlled trial«, (2002), J Clin Psychiatry 63: 553–558)

44 Vgl. S. Miraj u.a., »Melissa officinalis L: A Review Study With an Antioxidant Perspective«, (2017), Journal of Complementary & Alternative Medicine 2017, Vol. 22(3) 385–394

45 A. Behzadi u.a., »Antiviral Potential of Melissa officinalis L.: A Literature Review«, (2023), Nutrition and Metabolic Insights, Vol. 16: 1–13

46 Video von Timo G.: »Mächtiges natürliches Antibiotikum, das du selber machen kannst«, https://www.youtube.com/watch?v=aIe-dK7QBVA (abgerufen am 4.11.24)

47 »Des Pedanios Dioskurides« aus Anazarbos, übersetzt und kommentiert von J. Berendes, Stuttgart 1902, Neudruck 1970

48 Vgl. »Über Haemorrhoiden«, http://ebooks.adelaide.edu.au/h/hippocrates/hemorrhoids/index.html

49 Vgl. D. H. Gilling u.a. (2014), »Antiviral efficacy and mechanisms of agitation of oregano essential oil and its primary component carvacrol against murine norovirus«, Journal of applied Microbiology, 116(5), S. 1149–1163

50 Vgl. Dr. J. Duke, »Die Grüne Apotheke«, Rodale Gesundheitsbücher, 1997, Seite 60

51 Vgl. Gh. J. Khorsand u.a., »Natural diversity in phenolic components and antioxidant properties of oregano (Origanum vulgare L.) accessions, grown under the same conditions«, Scientific Reports (2022) 12:5813 https://doi.org/10.1038/s41598-022-09742-4

52 Vgl. J. P. Veenstra und J. J. Johnson, »Oregano (Origanum vulgare) extract for food preservation and improvement in gastrointestinal health«, Int J Nutr. 2019; 3(4): 43–52

53 Vgl. Übersichtsstudie von R. Pezzani, S. Vitalini und M. Iriti, »Bioactivities of Oreganum vulgare L.: an update«, Phytochem Rev, Springer, veröffentlicht am 27.9.2017

54 Vgl. ebd.

55 Vgl. C. Paddock, »Himalayan Oregano Effective Against MRSA«, Medical News Today vom 24.11.2008, http://www.medicalnewstoday.com/articles/130620.php

56 Vgl. O. Planz u.a., »Wirksamkeit von Kremo058 gegen Methicillin-resistente Staphylococcus-aureus-Bakterienstämme«, Zeitschrift für Phytotherapie, Supplement S1: Phytokongress 2013, 34(1), S. 26–27

57 Vgl. Artikel »MRSA Krankenhauskeime« im »Paracelsus Magazin«, Ausgabe 1/2015

58 http://www.bfr.bund.de/fragen_und_antworten_huj_methicillin_resistente_staphylococcus_aureus_mrsa_11172.html

59 Vgl. J.-M. Träder, »Kremo 058 als Phytotherapie bei Infektionen mit MRSA«, »Erfahrungsheilkunde«, Haug Nr. 3/2014, Band 63, S. 146, www.haug-verlag.de

60 Vgl. M. T. Weger u.a., (2005), »Application of Plant Extracts for the Prevention of Dental Erosion: An in situ/in vitro Study«, Caries Res., 49(5): 477–487

61 Vgl. G. Schwarz: »Die Heilkraft der Kräuter«, Herbig Verlag, München 2010, S. 58

62 Vgl. Übersichtsstudie von M. H. Farzaei u.a., »Parsley: a review of ethnopharmacology, phytochemistry and biological activities«, Journal of Traditional Chinese Medicine 2013 December 15; 33(6): 815–826

63 Vgl. ebd.

64 L.-H. Tang u.a., »Petroselinum crispum has antioxidant properties, protects against DNA damage and inhibits proliferation and migration of cancer cells«, »Journal of the Science of Food and Agriculture« vom 13.1.2015

65 Vgl. R. o' Mahonx u.a., »Bacterial and anti-adhesive properties of culinary and medicinal plants against Helicobacter pylori«, World J Gastroenterol. 2005 Dec 21; 11(47): 7499–507

66 A. Akinci u.a., »Petroselinum Crispum is Effective in Reducing Stress-Induced Gastric Oxidative Damage«, Balkan Med J. 2017; 34:53–9

67 M. Ch. Nirumand u.a., »Dietary Plants for the Prevention and Management of Kidney Stones: Preclinical and Clinical Evidence and Molecular Mechanisms«, Int. J. Mol. Sci (2018), 19(3), 765

68 Vgl. Chr. Bumke-Vogt u.a., »The Flavones Apigenin and Luteolin Induce FOXO1 Translocation but Inhibit Gluconeogenic and Lipogenic Gene Expression in Human Cells«, PLoS ONE 9(8): e104321.

69 S. E. Nielsen u.a., »Effect of parsley (Petroselinum crispum) intake on urinary apigenin excretion, blood antioxidant enzymes and biomarkers for oxidative stress in human subjects«, Br J Nutr. 1999 Jun;81(6):447–55

70 Zitiert nach F. Rubin, »10 Kräuter gegen 100 Krankheiten«, Goldmann Verlag, München 2023, S. 180

71 Vgl. G. Schwarz: »Die Heilkraft der Kräuter«, Herbig Verlag, München 2010, S. 117

72 Vgl. ebd., S. 118

73 vgl. N. Hudz u.a.: »Mentha piperita: Essential Oil and Extracts, their Biological Activities, and Perspectives on the Development of New Medicinal and Cosmetic Products«, (2023), Molecules 2003, 28, 7444

74 Vgl. S. C. Zeljkovic u.a., »Antiviral activity of selected Lamiaceae essential oils and their monoterpenes against SARS-CoV-2«, (2022), Front. Pharmacol. 13

75 B. Raudenbush u.a., »Enhancing athletic performance through the administration of peppermint odor«, (2001), Journal of Sport and Exercise Psycholgoy, 23, 156–160

76 Vgl. A. Meamarbashi u.a., »The effects of peppermint on exercise performance«, (2020), Journal of the International Society of Sports Nutrition, 10(1)

77 Vgl. C. Herberhold, »Spannungskopfschmerz: Pfefferminzöl ist anderen Analgetika ebenbürtig«, Dtsch Ärztebl 1996; 93(23)

78 Vgl. A. B. Haghighi u.a., »Cutaneous application of menthol 10% solution as an abortive treatment of migraine

without aura: a randomised, double-blind, placebo-controlled, crossed-over study«, (2010), International Journal of Clinical Practice/ Volume 64, Issue 4/ p.451–456

79 Vgl. N. Alammar u.a., »The impact of peppermint oil on the irritable bowel syndrome: a meta-analysis of the pooled clinical data«, (2019), Complementary and Alternative Medicine 82019) 19:21

80 R. M. Kline u.a., »Enteric-coated, pH-dependent peppermint oil capsules for the treatment of irritable bowel syndrome in children«, (2001), J Pedatr 2001; 138:125–8

81 Zitiert nach E. Small, »Culinary Herbs«, 2. Auflage, NRC Research Press, Ottawa, 2006 S. 769

82 Vgl. G. Schwarz: »Die Heilkraft der Kräuter«, Herbig Verlag, München 2010, S. 123

83 Vgl. ebd., S. 123

84 Vgl. ebd. und »Wo die Liebe hinfällt: Das Wasser der Königin« von Heidi Driesner, ntv vom 28.6.2007

85 Vgl. H.H. Zeng u.a., »Antioxidant properties of phenolic diterpenes from Rosmarinus officinalis«, (2001), Acta Pharmacol Sin 2001; 1094–1098

86 Vgl. P. Nematolahi u.a., »Effects of Rosmarinus officinalis L. on memory performance, anxiety, depression, and sleep quality in university students: A randomized clinical trial«, (2018), Complementary Therapies in Clinical Practice 30 (2018) 24–28

87 Vgl. ebd.

88 Vgl. A. Pengelly u.a., »Short-Term Study on the Effects of Rosemary on Cognitive Function in an Elderly Population«, (2012), J Med Food 15(1) 2012, 10–17

89 D. C. Baron u.a., »Rosemary extract increases neuronal cell glucose uptake and activates AMPK«, (2020), Applied Physiology, Nutrition and Metabolism, 13. August 2020

90 B. Simonsohn, »Ashwagandha. Wirkung und Anwendung einer uralten Heilwurzel«, Unimedica, Kandern 2024

91 Vgl. J. R. de Oliveira u.a., »Rosmarinus officinalis L. (rosemary) as therapeutic and prophylactic agent«, (2019), Journal of Biomedical Science 26:5

92 S. M. Petiwala u.a., »Deterpenes from Rosemary: Defining their potential for anti-cancer activity«, (2015), Cancer Letters 2015

93 Vgl. A. Allegra u.a., »Anticancer Activity of Rosmarinus officinalis L.: Mechanisms of Action and Therapeutic Potentials«, (2020), Nutrients 2020, 12, 1739

94 Vgl. F. V. Hassani u.a., »Rosemary (Rosmarinus officinalis) as a potential therapeutic plant in metabolic syndrome: a review«, Naunyn-Schmiedeberg's Arch Pharmacol und Springer-Verlag Berlin Heidelberg 2016

95 B. Simonsohn, »Salbei – Mutter aller Heilpflanzen« Mankau Verlag, Murnau 2023

96 Vgl. Zittlau, Dr. Jörg, »Natürlich heilen mit Salbei«, W. Ludwig Verlag, München 1999, S. 14

97 Vgl. B. Simonsohn, »Salbei – Mutter aller Heilpflanzen«, Mankau Verlag, Murnau, S. 41

98 Vgl. M. Hamidpour u.a., 2014, »Chemistry, pharmacology and medicinal property of Sage (Salvia) to prevent and cure illness such as obesity, diabetes, depression, dementia, lupus, autism, heart disease and cancer«, Journal of Traditional and Complementary Medicine, 4(2): 82–88

99 C. Ashton, »Salvia officinalis«, Nova Science Publishing, New York 2021, S. 223

100 Vgl. M. Miroddi u.a., »Systematic Review of Clinical Trials Assessing Pharmacological Properties of Salvia species on Memory, Cognitive Impairment and Alzheimer's Disease«, 2014, CNS Neuroscience & Theraoeztucs 1.1

101 Vgl. V. Dal Pra u.a., »Anti-inflammatory activity of fractionated extracts of Salvia officinalis«, Journal of Applied Pharmaceutical Science, 1(7):67–71 und Ashton. »Salvia officinalis«, Nova Science Publishing, New York 2021, S. 29 und 147

102 Weitere Rezepte zur Naturkosmetik für Haut und Haar finden Sie in meinem Buch »Salbei – Mutter aller Heilpflanzen«, Mankau Verlag, Murnau

103 Vgl. G. Schwarz: »Die Heilkraft der Kräuter«, Herbig Verlag, München 2010, S. 137

104 Vgl. F. Rubin, »10 Kräuter gegen 100 Krankheiten«, Goldmann, München 2023 S. 258

105 Vgl. J. A. Hossain u.a., »Study of total phenol, flavonoids contents and phytochemical screening of various leaves crude extracts of locally grown Thymus vulgaris«, Asian Pac J Trop Biomed. 2013 Sep.

106 Vgl. S.-J. Lee u.a., »Identification of volatile components in basil (Ocimum basilicum L.) and thyme leaves (Rhymus vulgaris L.) and their antioxidant properties", (2005) Food Chemistry 91(1): 131–137) und https://www.medikamente-perklick.de/apotheke/ernaehrungslexikon/salbei/

107 Vgl. M. Seinkiewicz u.a., »Antibacterial Activity of Thyme and Lavender Essential Oils«, (2011), Medical Chemistry, Vol. 7, Issue 6, 674–689 und N. Martins u.a., »Decoction, infusion and hydroalcoholic extract of cultivated thyme: Antioxidant and antibacterial activities, and phenolic characterisation«, (2015) Food Chemistry Vol. 167 pages 131–137

108 Vgl. L. Almasi u.a., »Fully dilutable Thymus vulgaris essential oil: acetic or propionic acid microemulsions are potent fruit disinfecting solutions«, Food Chemistry 2020

109 Vgl. A. Tohoidpour u.a., »Antibacterial effect of essential oils from two medicinal plants against Methicillin-resistant Staphylococcus aureus (MRSA)« (2010) Phytomedicine Volume 17, Issue 2, Pages 142–145

110 Vgl. M. Sienkiewicz u.a., »The Antimicrobial Activity of Thyme Essential Oil Against Multidrug Resistant Clinical Bacterial Strains« (2012), Microbial Drug Resistance Vol. 18, No. 2

111 Vgl. A. Tohidpour u.a., »Antibacterial effect of essential oils from two medicinal plants against Methicillin-resistant Staphylococcus aureus (MRSA)« (2010), Phytomedicine 17 (2010) 142–145

112 Vgl. J. Engelbertz u.a., »Bioassay-guided fractionation of a thymol-deprived hydrophilic thyme extract and its antispasmodic effect« (2012), J Ethnopharmacol 14;141(3): 848–53

113 Vgl. U. Wagner, »Thymian-Efeu-Kombination nutzt Synergie-Effekte in Wirkung und Wissenschaft«, Pharm. Unserer Zeit 1/2009 (38), S. 83–85

114 Vgl. N. Silva u.a., »Antimicrobial activity of essential oils from mediterranean aromatic plants against several foodborn and spoilage bacteria« (2013) Sage Journals, Volume 19, Issue 6

115 Vgl. M. Micucci u.a., »Thymus vulgaris L. Solid Formulation: Chemical Profile and Spasmolytic and Antimicrobial Effects«, (2020), Biomolecules 2020 10, 860

116 J. Gordo u.a., »Thymus mastichina: chemical constituents and their anti-cancer activity« (2012), Nat Prod Commun. 7(11): 1491–4

117 Vgl. N. Mihailovic-Stanojevic u.a., »Antioxidant and Antihypertensive Activity of Extract from Thymus serpyllum L. in Experimental Hypertension«, (2013), Plant Foods Hum Nutr 68, 235–240

118 Vgl. M. Gomez-Escalada u.a., »Thyme may be better for acne than prescription creams«, (2012), Society for General Microbiology. Leeds Metropolitan University, Science Daily v. 27. March 2012

119 T.-H. Oh u.a., »Chemical composition and biological activities of Thymus essential oils against Propionibacterium species inducing acne«, (2009), J. Gen. Appl. Microbiol., 55, 63–68

120 Vgl. V. Tullio, »Positive Interactions of Thyme Essential Oil with Human Polymorphonuclear Granulocytes in Eradicatin Intracellular Candida albicans« (2012), Planta Med 78(15):1633–1635 und S. Shapiro u.a., »The action of thymol on oral bacteria« (1995), Oral Microbiology and Immunology, Volume 10, Issue 4/ p. 241–246

121 Vgl. H. Jafri u.a., »Thymus vulgaris essential oil and thymol inhibit biofilms and interact synergistically with antifungal drugs against drug resistant strains of Candida albicans and Candida tropicalis«, (2019), Journal de Mycologie Médicale

122 H. Salmalian u.a., »Comparative effect of thymus vulgaris and ibuprofen on primary dysmenorrhea: A triple-blind clinical study« (2014), Caspaian J Intern Med Spring; 5(2): 82–88

123 Vgl. auch Zentrum der Gesundheit: »Menstruationsschmerzen: Thymian statt Schmerztabletten« von C. Rehberg, www.zentrum-der-gesundheit.de

124 B. Simonsohn, »Ashwagandha«, Narayana Verlag, 2024

125 B. Simonsohn, »Holunder – Juwel der Hausapotheke«, Mankau Verlag

Register

Aus unserer Kompakt-Reihe

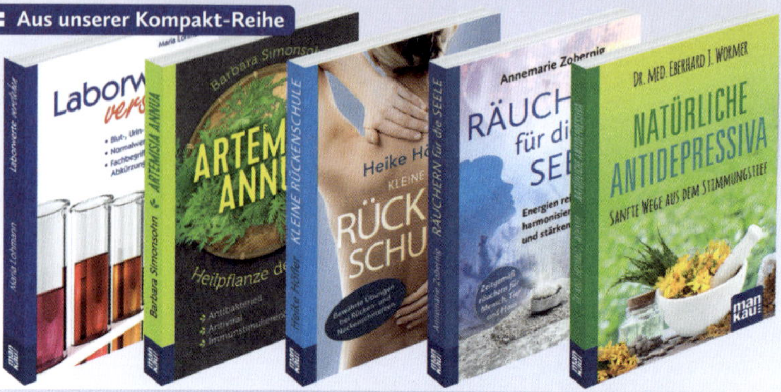

Alles auf einen Blick: **www.gesundheit-kompakt.info**

Casagrande: **Bachblüten in Schwangerschaft, Geburt und Stillzeit**
ISBN 978-3-86374-432-8

Drach-Schauer: **Kleine Fußschule**
ISBN 978-3-86374-617-9

Fischer: **Heimische Heil- und Vitalpilze**
ISBN 978-3-86374-710-7

Hätscher-Rosenbauer: **Kleine Augenschule**
ISBN 978-3-86374-314-7

Harnisch: **Moringa oleifera**
ISBN 978-3-86374-193-8

Haider-Wallner: **So klappt's mit dem Welt-Retten**
ISBN 978-3-86374-550-9

Höfler: **Energiequelle Beckenboden**
ISBN 978-3-86374-420-5

Höfler: **Kleine Rückenschule**
ISBN 978-3-86374-329-1

Li Wu/Klitzner: **Heiltees**
ISBN 978-3-86374-184-6

Lohmann: **Laborwerte verstehen**
ISBN 978-3-86374-158-7

Lux: **Grüne Hausapotheke f. Hunde**
ISBN 978-3-86374-641-4

Lux: **Grüne Hausapotheke f. Katzen**
ISBN 978-3-86374-655-1

Neumayer: **Erste Hilfe bei Hitzewallungen & Co.**
ISBN 978-3-86374-435-9

Neumayer: **Multitalent Zink**
ISBN 978-3-86374-317-8

Reik: **Tai Chi für zwischendurch**
ISBN 978-3-86374-377-2

Reim: **Faszien**
ISBN 978-3-86374-287-4

Rias-Bucher: **Garten-Smoothies**
ISBN 978-3-86374-199-0

Rias-Bucher: **Smoothies für Körper, Geist und Seele**
ISBN 978-3-86374-164-8

Röcker: **Heilen mit Bachblüten**
ISBN 978-3-86374-661-2

Simonsohn: **Artemisia annua**
ISBN 978-3-86374-474-8

Simonsohn: **Baobab. Die heilsame Frucht des Apothekerbaums**
ISBN 978-3-86374-614-8

Simonsohn: **Brennnessel**
ISBN 978-3-86374-652-0

Simonsohn: **Chia**
ISBN 978-3-86374-296-6

Simonsohn: **Holunder – Juwel der Hausapotheke**
ISBN 978-3-86374-717-6

Simonsohn: **Löwenzahn**
ISBN 978-3-86374-694-0

Simonsohn: **Salbei – Mutter aller Heilpflanzen**
ISBN 978-3-86374-706-0

Simonsohn: **Traube und Weinrebe: Heilpflanze der Volksmedizin**
ISBN 978-3-86374-688-9

Simonsohn: **Zistrose**
ISBN 978-3-86374-611-7

Spitz/Grant: **Vitamin D**
ISBN 978-3-86374-178-5

Straubinger: **Säure-Basen-Balance**
ISBN 978-3-86374-255-3

Weidinger/Weidinger: **Achtsamkeit für jeden Tag**
ISBN 978-3-86374-261-4

Wolffskeel: **Die 12 Salze des Lebens**
ISBN 978-3-86374-129-7

Wormer: **Fibromyalgie**
ISBN 978-3-86374-211-9

Wormer: **Natürliche Antidepressiva**
ISBN 978-3-86374-664-3

Zobernig: **Räuchern für die Seele**
ISBN 978-3-86374-535-6

Unsere Bücher erhalten Sie in Ihrer Buchhandlung!
Besuchen Sie auch unsere Internetseite mit Bestellmöglichkeit, Autorenvideos, Leseproben, Veranstaltungstipps und Newsletter: **www.mankau-verlag.de**